健康生活習慣は

「四つの健康ホルモン」

やはり運動と食事が
重要だった!!

医療法人 健身会　理事長　医学博士
周東 寛 著

目次

2

私は今後も患者さんに、空腹時の高タンパク（チーズ、ゆで玉子など）、水分摂取と「食前の筋トレ」をお勧めする

3

糖尿病が疑われるみなさままずは高インスリン状態からＤｒ．周東の運動療法で脱出を

4 Dr.周東の運動療法の特長を「ゴキブリ体操」「ゴキブリサンバ」「ブルースリー運動」で詳しくご説明します

5　カルシウム摂取量の多い国に、骨折が多い

6 血が通っている骨を元気に

7

チョコット運動番外編02

ふくらはぎの筋肉を増強しよう

8

チョコット運動01

いつでも、どこでも、そのままでどうぞ

9

身体全体の七割をしめる足腰を鍛える

チョコット運動02

骨粗鬆症対策にもなるゴースト血管の甦生

1

高インスリン状態
運動療法の大きな効果

問題の所在と経緯

インスリン分子には2本の枝があり、食事療法、運動療法に深く関係し、糖尿病合併症の原因にもなっている

私はこれまで75g OGTT（経口ブドウ糖負荷試験）を数多く実施し、数多くの高インスリン状態を認めてきました。このタイプの患者には、リスク因子が多いことも臨床の中で確認し、その段階で高インスリン状態が、健康に対する何らかの害をもたらしていることを確信しました。

高インスリン状態になっているのに、ずっと高血糖状態が続くのは、高血糖による「糖化」が、細胞を障害しているからであり、それが合併症の原因にもなっていると言われてきました。しかし、それ以上に高インスリン状態そのものが、合併症の原因

になっているという理論を発見したのです。

それと同時に、高インスリン状態であるにもかかわらず、高血糖状態が改善されない患者が、この難問を解く鍵であることにも気付きました。

インスリン分子の2本の枝が、食事療法と運動療法に深く関係している

糖尿病患者の治療の重要な目的の一つは、「糖尿病合併症を予防する」ことです。なぜなら糖尿病合併症は、きわめて重篤であり、死に至ることもあるからです。

糖尿病合併症には、おもに以下のようなものがあります。

動脈硬化に基づく大血管障害

「血管系臓器」である心筋梗塞や脳梗塞

腎障害

超細小血管障害

網膜症

末梢神経障害などの細小血管障害

これらに加えて、糖尿病による発がん性や認知症も重要であることは言うまでもありません（発がん性、認知症について詳しく述べると、多岐にわたり複雑になるので、本稿では触れません）。

これらの合併症の根本な原因は、糖化の他にインスリンの質、さらには量もあるのではないかとも考え、検討を重ねました。

本件に関する具体的な課題は、以下のようになります。

①インスリンが高いにもかかわらず、高血糖が改善されないのはなぜか

②高インスリン血症は、糖尿病合併症の原因になっていないか

③食べ過ぎて、運動をしないのは、なぜ悪いのか

④適度な運動により、なぜ糖尿病が改善されるのか

以上を検討した結果、インスリン分子の構造に原因があることがわかりました。インスリン分子には、2本の枝があることは論文で報告されています。そのことが食事療法と運動療法に深く関係していて、合併症の原因にもなり得ると考え、理論仮説を立てました。そのことにより、本件の具体的な4つの課題がクリアーされました。

●●●●●

患者の「インスリンの質の違い」が、薬物治療効果に差をもたらしている

糖尿病体質が改善しない症例に対する治療法

高インスリン血症が糖尿病合併症に関与する機序

2型糖尿病の治療は、食事療法と運動療法を基本とし、改善が見られない場合には、薬物療法が追加されるのが通常です。

それと同時に、薬物の効果は、食事療法と運動療法の併用（特に運動療法）によって大きく発揮されることが、他の臨床研究で報告されています。

そのこともあって、2型糖尿病が早期に発見されると、多くの症例でこれらの治療法による治療が行われています。

また罹病期間が長いほど、薬物の治療効果が低下し、さらに処方する前に健康生活

を見直し、食事療法と運動療法の強化起用が必要であることを、私は強調してきました。

薬物療法によって、それ以上の改善が見られない場合には、食事療法と運動療法を強化する必要があるということは、食事療法と運動療法で強化するスキルをつくる必要があるということでもあります。

実はこれには、「四つの健康ホルモン」理論が潜んでいて、長いあいだ気づかずにいました。

糖尿病の診断において、75g OGTTを実施すると、高インスリン血症状態を示す症例が多くあります。ほとんどの方は「食べてばかりで、運動はしていない」でした。高インスリン血症状態をそのまま持続していると、膵β細胞の疲弊および減少によるインスリン分泌の低下から、最終的にはインスリン分泌不全に陥ってしまいます。

これまでの報告では、高インスリン血症状態は肥満者に多く見られるとともに、食前・食後の高血糖が改善されない症例も多いと言えます。

高インスリン状態であるのに血糖が降下せず、糖尿病合併症をもたらしていることもある

高インスリン状態であるのに、なぜ血糖が降下しないのか、高血糖状態が続くのか。糖尿病罹患者において、分泌されている「インスリンの効力」が低下しているからではないか。

そのような観点から、長期にわたり糖尿病体質が改善しないこと、症例に対してより効果的でかつ副作用がない治療法を研究し、発表しました。

さらに、高インスリン状態が糖尿病合併症に関与している場合、その機序についても検討しました。

長年の数多くの75g OGTTの結果からの疑問

インスリンの正常値は以下の通りです。

1.空腹時インスリン値は、インスリン値（ＩＲＩ）一回目に12μU/ml 以下とされています。しかし、75ｇ ＯＧＴＴを実施した結果、すべての空腹時インスリン値は6μU/ml 以下でした。高血糖を発生させなかった症例やインスリン抵抗性(HOMA-IR) などのデータを総合すると、空腹時インスリン値は6μU/ml 以下でした。

2.食後インスリン値の正常値は40μU/ml までであり、最大50μU/ml までとされています。しかし、実際の75ｇ ＯＧＴＴの結果は、80μU/ml 以上、１００μU/ml 以上、２００μU/ml 以上の症例が多く認められ、稀に３００μU/ml 以上の症例もありました。

Ｄｒ．周東のおすすめ。今の自分の体質を知るために、75ｇ ＯＧＴＴ検査を一度受けてみよう。

なぜ!?

「高インスリンが持続しているにも関わらず、
なぜ!?高血糖なのか?」

「高血糖が高インスリンによって、
なぜ!?改善されないのか?」

75gOGTT

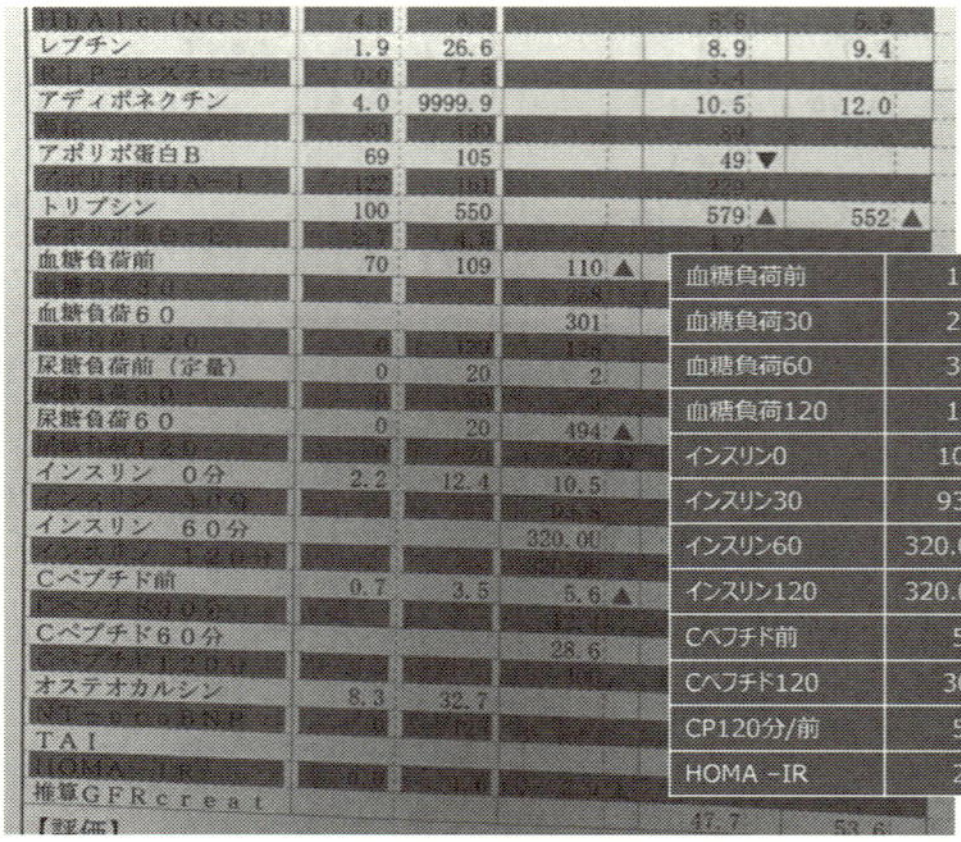

血糖負荷前	110
血糖負荷30	258
血糖負荷60	301
血糖負荷120	128
インスリン0	10.5
インスリン30	93.8
インスリン60	320.0U
インスリン120	320.0U
Cペプチド前	5.6
Cペプチド120	30U
CP120分/前	5.4
HOMA -IR	2.9

【問診】
「多飲・多食・運動しない」

多飲・多食による
「インスリン分泌過要求」

運動しないために
「インスリン第2枝が残存」

HbA1c 8.0

南越谷健身会クリニック・駅ビル医院「せんげん台」 血液検査データより

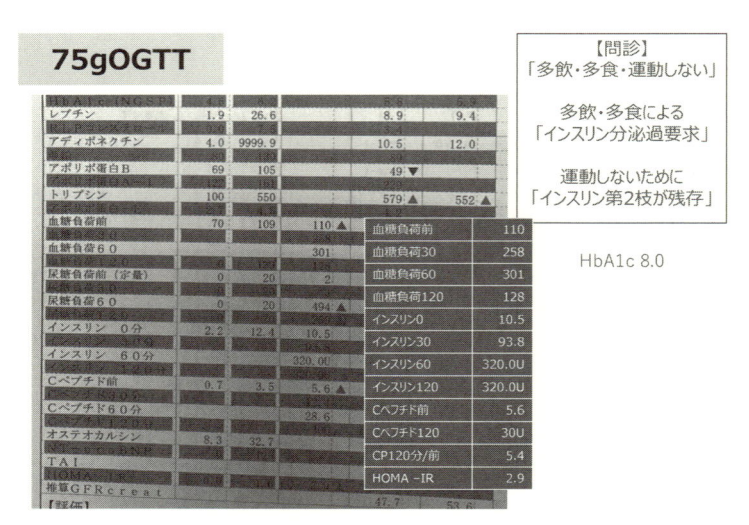

糖負荷後120分について　n=118

分類	人数
低インスリン/低血糖	6
低インスリン/正常血糖	2
低インスリン/高血糖	1
正常インスリン/低血糖	4
正常インスリン/正常血糖	22
正常インスリン/高血糖	22
高インスリン/低血糖	5
高インスリン/正常血糖	29
高インスリン/高血糖	27
計	118

低インスリン/高血糖

140〜159	0
160〜179	0
180〜199	0
200〜	1
計	1

正常インスリン/高血糖

140〜159	7
160〜179	1
180〜199	2
200〜	12
計	22

高インスリン/高血糖

140〜159	5
160〜179	8
180〜199	4
200〜	10
計	27

糖負荷後30分について　n=118

分類	人数
低インスリン/低血糖	0
低インスリン/正常血糖	5
低インスリン/高血糖	23
正常インスリン/低血糖	1
正常インスリン/正常血糖	17
正常インスリン/高血糖	36
高インスリン/低血糖	0
高インスリン/正常血糖	6
高インスリン/高血糖	30
計	118

低インスリン/高血糖

140〜159	3
160〜179	3
180〜199	2
200〜	15
計	23

正常インスリン/高血糖

140〜159	11
160〜179	6
180〜199	8
200〜	11
計	36

高インスリン/高血糖

140〜159	11
160〜179	7
180〜199	5
200〜	7
計	30

南越谷健身会クリニック・駅ビル医院「せんげん台」 血液検査データより

糖負荷後60分について　n=118

分類	人数
低インスリン/低血糖	2
低インスリン/正常血糖	4
低インスリン/高血糖	7
正常インスリン/低血糖	2
正常インスリン/正常血糖	9
正常インスリン/高血糖	31
高インスリン/低血糖	0
高インスリン/正常血糖	19
高インスリン/高血糖	44
計	118

低インスリン/高血糖

140～159	0
160～179	0
180～199	3
200～	4
計	7

正常インスリン/高血糖

140～159	4
160～179	4
180～199	9
200～	14
計	31

高インスリン/高血糖

140～159	4
160～179	10
180～199	8
200～	22
計	44

糖負荷前と負荷後の高インスリン／高血糖

0分　高インスリン/高血糖	
101～109	8
110～119	7
120～129	3
130～139	2
140～	3
計	23

30分　高インスリン/高血糖	
140～159	11
160～179	7
180～199	5
200～	7
計	30

60分　高インスリン/高血糖	
140～159	4
160～179	10
180～199	8
200～	22
計	44

120分　高インスリン/高血糖	
140～159	5
160～179	8
180～199	4
200～	10
計	27

生活習慣の違いがミトコンドリアの質と量の差を生み出し、ミトコンドリアの衰退により病態が悪化していく

糖尿病罹患者にまったく同じ薬物治療を行っても、治療効果に差があります。これは「インスリンの質が変化するため」だと、私はこれまで主張してきました。「インスリンの質が変化する」原因は、大きくは二つです。「食べ過ぎ」と「適度な運動をしない」運動不足です。そのような「生活習慣」のためであるとも主張してきました。

「完熟インスリン」と「未熟インスリン（＝プロインスリン）」との「インスリンの質」の違いが肝心です。これに焦点を当てます。このことがミトコンドリアのＡＴＰ産出不足およびインクレチン作用不足につながります。

そして、さらにＡＴＰからサイクリックＡＭＰへの変換不足に結びつき、インスリンホルモン分泌顆粒の増幅不良に至り、糖尿病患者それぞれの「インスリンの質」の

違いになったと、私は考えてきました。

そうして、生活習慣の違いが、一人一人の体内でミトコンドリアの質と量の差を生み出し、特に糖尿病罹患者においてはミトコンドリアの衰退が著明であり、人によって大いに差はありますが、だから常に健全なミトコンドリアを養う必要があるのです。そして、その影響で病態が悪化していくという、私独自の理論を提唱するに至ったのです。

これらが体細胞の感受性低下（ダウンレギュレーション）をもたらし、糖尿病罹患者の治療効果や改善の程度に差をもたらしたと考えました。

このことが、なにが治療効果、改善の程度に差をもたらしたかの私の「解」になったのです。

サイクリックＡＭＰがインスリンホルモン分泌顆粒を増幅することにより、「完熟（良質）インスリン」になる

細胞内に、カルシウムイオンの移行した分だけ、インスリンホルモン分泌顆粒が多く産出してきます。インスリンをもっと要求すれば、カルシウムイオンはさらに要求されることになります。

そうすると、増えたカルシウムイオンの分だけ、インスリンホルモン分泌顆粒が産出されることになります。しかし、このときのインスリンホルモン分泌顆粒は、残念ながら未熟な「青い果実」です。

サイクリックＡＭＰが増えて、増幅してくれれば「完熟した果実（＝完熟した良質なインスリン）」になり、有効に利用しやすくなります。

最近は、甘い食べ物（炭水化物、果物）を口にした途端に、すぐにインスリンが噴出する最初のピークが、これに相当するという研究をしまして、これを解説しています。

これは食べる前の空腹時に、β細胞に用意されて、炭水化物、果物が、口から胃に入ると、血中に噴出して、食欲が増すのであろうと考えています。これはインスリン分泌の二相性の第一相に相当します。

●●●●●

「四つの健康ホルモン」を、食前に作り出しておくことが重要

1、心臓を保護し、動脈硬化を防ぐ「アディポネクチン」

脂肪細胞から分泌される「アディポネクチン」には、次のような優れた作用と、低下することによるリスクがあります。

インスリンのはたらきを正常に戻す作用
動脈硬化を防ぐ作用
心臓を保護する作用
アディポネクチン値が低下すると、循環器疾患の発症リスクが高まる

内臓脂肪代謝の鍵であるアディポネクチンについてわかっていること

　メタボリック症候群でとくに注目されているホルモンは、アディポネクチンです。アディポネクチンは、健康脂肪細胞が分泌する生理活性物質（サイトカイン）で、いわゆる「善玉ホルモン」の一種です。「長寿ホルモン」とも呼ばれています。

　アディポネクチン値は、ミトコンドリア量を反映しています。私は、ほぼ比例していると考えています。

　肥満になる（脂肪が増える）ほど、アディポネクチンの分泌量は低下します。皮下脂肪ではなく、内臓脂肪が増えて、溜まって、「メタボ」の状態になると、アディポネクチンの分泌量は低下します。

そのため、アディポネクチン値は内臓脂肪量をあらわしてもいるとも言えます。血中のアディポネクチン量を一定に保っておくと、動脈硬化の進行を遅らせることができます。

運動をすることによりアディポネクチンを増やすことができます。アディポネクチンを増やす基本は運動である、とも言えます。

アディポネクチンを増やす運動は、激しいものでなくてよく、日常生活にウォーキングを取り入れるだけでも、数ヶ月ほどで効果が出てきます。日常生活にほんの少しウォーキングを増やすことにより、ウエストのサイズが小さくなったら、それはアディポネクチンの分泌量が増えたと考えてよいでしょう。

食べるものも大切です。大豆を摂取すると、血液中のアディポネクチンレベルが上がります。

それは、大豆に含まれているたんぱく質が、アディポネクチンを合成する機能を高めるからです。

アディポネクチンは、健康脂肪細胞から分泌される脂肪を燃やすホルモン

アディポネクチンが分泌されるのは、健康脂肪細胞である褐色脂肪細胞です。

アディポネクチンが燃やすのは、脂肪細胞のなかの白色脂肪細胞です。

褐色脂肪細胞から分泌されるアディポネクチンが、「増え過ぎた悪玉である白色脂肪細胞を減らそう」と、燃やしてくれるのです。

アディポネクチンの分泌量は、活性酸素による酸化ストレスによって低下します。

喫煙は、アディポネクチンの合成機能を弱めます。

脂肪細胞には2種類がある

やせた脂肪細胞
（善玉脂肪細胞）

褐色脂肪細胞

アディポネクチン　Adiponectin
（善玉ホルモン）

太った脂肪細胞
（悪玉脂肪細胞）

白色脂肪細胞

レプチン　Leptin
（食べ過ぎホルモン）

南越谷健身会クリニック
周東 寛

アディポネクチン

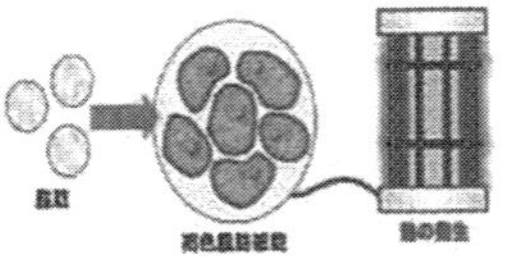

骨細胞
オステオポンチン

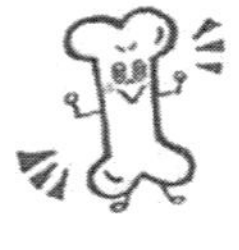

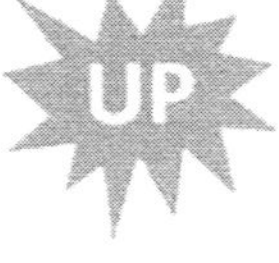

筋肉細胞
ATP、cAMP

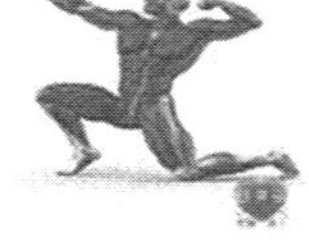

内臓脂肪を改善し
臓器の機能を正常
に保つ！

南越谷健身会クリニック
周東 寛

2、筋肉が全身に良い影響を与える「マイオカイン」を分泌している

骨格筋（筋肉）から分泌されるホルモンのマイオカインには、筋肉を動かすことによって分泌される「運動誘発性」があります。そのため、運動をすることによって、マイオカインが分泌され、さまざまな臓器に対して良い影響を与え、肥満や糖尿病などさまざまな疾患の予防につながることが分かってきました。

従来、筋肉はエネルギーを消費する「受け身」の組織だと考えられていましたが、マイオカインの存在が分かったことで、筋肉が良いホルモンを分泌して、他の臓器に良い影響を与えていることが分かったわけです。

マイオカインによって、運動と健康の関係がさらに明確になり、運動の重要性に対する科学的な裏づけが強化されはじめています。

3、最近は「若返りホルモン」とも呼ばれている「オステオカルシン」

骨を形成する骨芽細胞から分泌されるオステオカルシンは、コラーゲンなどとともに骨の構造を支える支柱であり、一部は血液に放出されて全身の臓器に良い影響を与えています。

「骨ホルモン」であるオステオカルシンは、生活習慣病の改善、脳の発育や発達に、とても重要な役割を果たしていて、「若返りホルモン」とも呼ばれています。

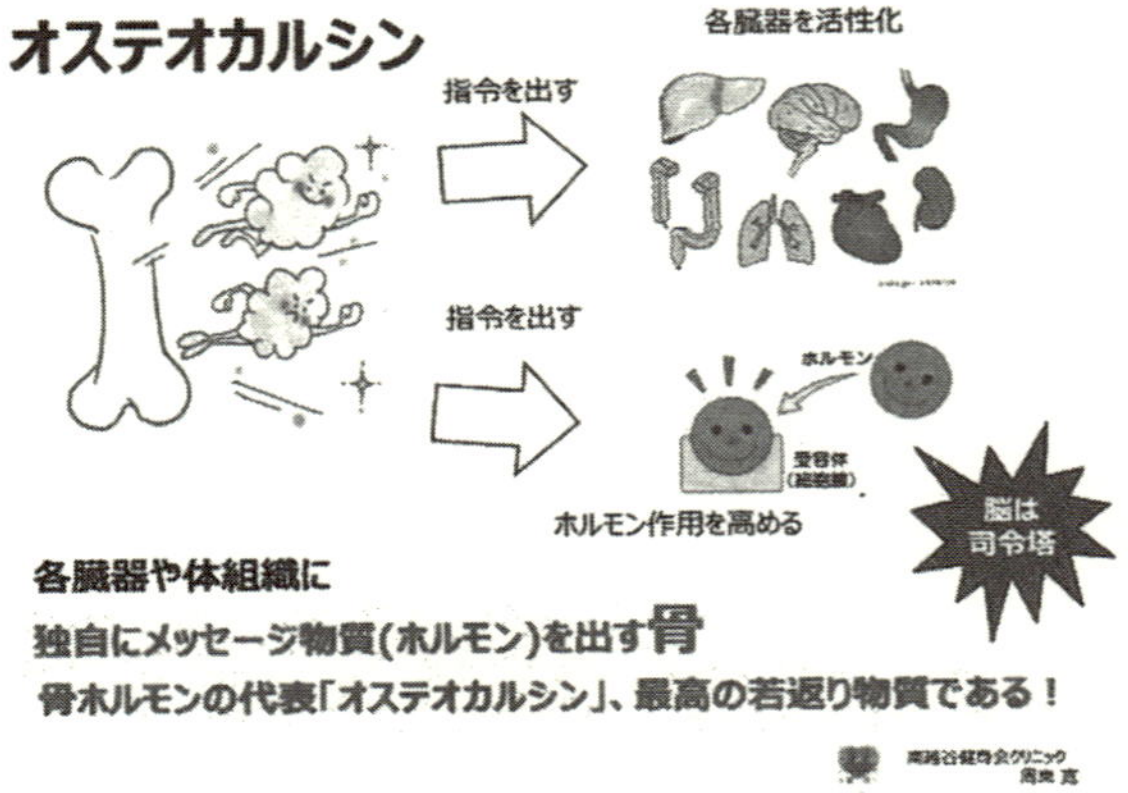

4、腸管ホルモンの「インクレチン」

健康ホルモンのアディポネクチン、マイオカイン、オステオカルシンを増やす大きな働きをしているのが、腸管ホルモンのインクレチンです。

空腹時に真っ先に食べるべきは、これまでは野菜でしたが、健康ホルモンの分泌という観点からは、高タンパク質ということになります。

空腹時に、高タンパク質と水分を摂取することにより、十分なインクレチンの分泌があり、そのことにより、3つの健康ホルモンである、アディポネクチン、マイオカイン、オステオカルシンを増やすことができるのです。

ですから、空腹時には真っ先にチーズや卵を食べましょう。

朝起きたらすぐに歯を磨き、うがいをしてから水分を補給。

そして、チーズを食べて、また水を飲みましょう。

朝ごはんはタンパク質の卵から食べ始めて、
ブロッコリーなどの野菜、大豆などへ。
インクレチンを増やす「新生活習慣」です。

運動療法、食事療法の第一義は、健康ホルモンを作るため

運動療法、食事療法は、健康ホルモンを作るためが第一義です。最も大切な根本的な意義であり、価値です。

生まれた時からずっと大きく根源的に影響され、生かされてきたホルモンの原料は、ミネラルとタンパクです。

適切な運動を日々行い、適切な食事を日々摂っていれば、日々良いホルモンが適切に産生され、健康に生きていくことができます。

インクレチンを増やすためには、空腹時に卵やチーズを食べましょう。果物や

ジュースなどの糖分、せんべいなどの炭水化物を食べないようにしましょう。
私の患者さんの多くは、この食べ方を実施することで、糖尿病などの病気がずいぶん改善しています。

サイクリックAMPを増やすことが一番大切

膝が痛いときに、上手に膝を叩くと、膝の痛みが取れることがあります。これは、血流が良くなると、酸素も栄養も充分に流れ、細胞に吸収されて代謝が高まるからだと説明されています。

そのとおりですが、これをもう一歩を進めると、次のようになります。

上手に膝を叩くと、ミトコンドリアが活性化して、代謝が高まる
↓血管内細胞の一酸化窒素、サイクリックGMPも増える
↓平滑筋細胞内のカルシウムイオンが追い出されて、平滑筋が弛緩する

↓血管が拡張する

以上のポイントは、セカンドメッセンジャーの増加です。

代表的なセカンドメッセンジャーであるサイクリックGMPが増加し活性化すると血流が良くなります。

同じく最も代表的なセカンドメッセンジャーであるサイクリックAMPが増加し活性化すると代謝を高めます。

サイクリックAMPが増加すれば、他のセカンドメッセンジャーであるサイクリックGMPをはじめとするものが一緒に増えていきます。ですから、サイクリックAMPを増やすことが一番大切です。

セカンドメッセンジャーを働かせないと、ホルモンの信号が充分に伝達されなくなります。

ホルモンの信号が充分に伝達されないと、ホルモン分泌のみならず、細胞の分化、増殖、免疫応答などもうまくいかなくなります。

全身の関節のあるところを叩いて、揉んで、擦（さす）ると、それだけでセカンドメッセンジャーが上げり、健康になるということです。

●●●●●
ミネラルとタンパクを原料に健康ホルモンをつくるのが運動療法の神髄

空腹時には、まずタンパク質を摂る

空腹時にタンパク質を最優先に食べていただくと、インクレチンホルモンがすぐに増えます。この腸管ホルモンのインクレチンは、全身の細胞から産生されるホルモンをより一層良いホルモンにしてくれます。

小腸で産生されるこのインクレチンホルモンのおかげで、インスリンの質が良くなり、合併症も減ります。糖尿病になりやすい体質そのものを改善してくれます。

空腹時にタンパク質を食べる。これこそ「食事療法の神髄」です。

空腹時にタンパク質を食べて、インクレチンホルモンがたくさん産生された後に、炭水化物を食べると、質が良いインスリンが増えてきます。

インクレチンは、全身の細胞から出てきたホルモンを良質なものにするので、すでに述べたように「健康ホルモン」と呼ばれています。

私は次のような図をつくり、患者さんに説明をしています。

Dr 周東の理論「インクレチンを増やす新生活習慣」

①我々はホルモンで生かされている

インクレチンを増やすこと！　インクレチンは良いホルモンを作る。
食べる物や食べる順番で全身に良いホルモン産生する！

空腹時　最優先にインクレチンを増やす！

タンパク質 ＋ 水分（素早く腸に流すために必要）

チーズ・納豆・卵・豆腐・豆乳ヨーグルト
低脂肪ヨーグルト・ナッツ（乾燥剤と塩が付いているので洗いましょう）
魚・肉

＋野菜

揚げ物×
パンとお酒はやめましょう！

膵炎を予防!!　これで膵炎を治そう!!

やめて欲しい習慣がある!!　インクレチン減

空腹時には果物・煎餅は食べないこと！
デザートとして10分後であれば食べて良い！
空腹時最初に炭水化物は×
すぐにインスリンが出て、インクレチン分泌抑制される

②第４の健康ホルモン!!

腸管ホルモン「インクレチン」

周東寛医師が命名

インクレチンの上昇で
脳・心・血管・筋肉・骨
が良くなる。

認知症予防・心筋梗塞予防・脳梗塞予防・ガン予防ができる！

全身のミトコンドリアから産生した
エネルギーATPがcAMPにかわり
それが細胞を潤滑にしてくれる。
「良好な成熟したホルモン」が
作られる。

良くなる理由とは!?

インクレチンは
ミトコンドリアを補助!!
健康ありき
インクレチンは
ミトコンドリアの女房役
インクレチンはエネルギーATPを
cAMPにして、ホルモン分泌がよくなる。
さらに免疫力も高まる。
インクレチンは
良いホルモンに変われるために必要だ!!

第４の健康ホルモン「腸管ホルモン＝インクレチン」は若返り効果も!!
インクレチンを増やして元気になりましょう!!

●●●●●●

「残存インスリン（＝Remaininng Insurin）」は、じつは「残骸インスリン（＝Debris Insurin）」

2型糖尿病合併症の原因を探求するようになった

糖尿病合併症においては、糖化や酸化ストレスによる「細胞の代謝機能の低下」が主な原因とされています。

また、再吸収血糖による酸化ストレスも「腎近位尿細管の再吸収血糖の問題」として、考慮してきました。

罹患期間が長くなると、血管内皮細胞の異常が明らかになり、これが血管イベントとしての合併症に繋がります。しかし、糖尿病による発がん性の理由や、血管平滑筋の肥厚による血管内腔の狭窄、血管壁の石灰化についても、他に因子が存在する可能性があるとして、その因子を追求してきました。

糖尿病の合併症の機序

総論的には、高血糖に細胞代謝の異常が主な原因です。

各論的には、高血糖による糖化や活性酸素の増加による酸化ストレスの増加が、血流中のごみ蛋白ＡＧＥ・ＭＰＰ（ミイラ・蛋白物質）を増加させ、細胞に障害をもたらし、血管内皮細胞の障害に至ったと考えられます。

インスリン分泌顆粒がしっかり増幅されれば完全に熟成された良質インスリンが分泌される

ミトコンドリアのＡＴＰからサイクリックＡＭＰへの変換不足により、インスリンホルモン分泌顆粒の増幅不良が生じ、これが糖尿病罹患者それぞれのインスリンの質の差をもたらすと考えてきました。

この理論に基づき、遂には「残存インスリン（＝Remaininng Insurin）」は、じつは「残骸インスリン（＝Debris Insurin）」だとの概念に至り、「残存インスリン」を「残骸インスリン」と言い直したのです。

インスリンの質の問題については、プロインスリンの報告がありますが、私は違った角度から、インスリンの質の変化、ありようについて疑問を抱きました。

細胞膜の電位差により、たくさんのカルシウムイオンがカルシウムチャンネルより流入してくるに従って、インスリン分泌顆粒が急増してくる。

ヒトはたくさん食べると、インスリン分泌顆粒をたくさん要求することになる。しかし、そのインスリン分泌顆粒は、増幅経路によってよく増幅されたものでなければならない。増幅不足である場合は、インスリンの量は足りていても、質は低下したものであると考えたのです。

ミトコンドリアが産出したATPが、インクレチンによりcAMPとなり、インスリン分泌顆粒を増幅することにより、よいインスリンが分泌される

ミトコンドリアは、エネルギー（ATP）を産出し、これがインクレチンのおかげでcAMP（セカンドメッセンジャー）となり、細胞内で潤滑などに関する運営をつかさどり、増幅作用も行います。

増幅経路はとても重要であり、増幅経路には多くのサイクリックAMPが必要です。しっかり増幅されればインスリン分泌顆粒からは、完全に熟成されたよいインスリンが分泌されると考えました。

そして、増幅経路で充分に増幅することが、ヒトの健康にとって、とても大切であることを強調してきました。

この増幅作用は、膵β細胞だけではありません。人体のすべての細胞において行われています。

細胞内にしっかり活性化されたミトコンイドリアがあることにより産出された多く

のATPを、サイクリックAMPに変換させるためには、インクレチンおよびアデニール酸シクラーゼの働きが必要です。

腸管から産出される「インクレチン」は、全身の細胞でミトコンドリアのホルモン産出を増幅させて、良質なホルモンにしてしまうため、四つの健康ホルモンの一つとして重要なのです。

この一連の動きを高めるためには、「適切な食事」と「適度な運動」からなる健康的な生活習慣が必要です。

実はこの理論が健康長寿のカギです。ここがとても重要です。

それに酸素、水、タンパク質、ミネラルがとても重要です。三大栄養素のひとつとしてのタンパク質、それに脂質、炭水化物も、もちろん大切です。しかし、これらは言うならば、付属して必要だということです。そしてこれらすべてが、最も大切なホルモンの原料であり、起動力でもあります。

私が使用する糖尿病体質改善薬
Golden 3 Therapy（G3T）

①SGLT-1,2阻害剤
再吸収糖を減らし、高インスリン状態を下げる助け
酸化ストレスを減らし、血管内皮細胞を守り
心・脳・腎・膵細胞を助けることになる

②NAD⁺増多薬
NAD⁺を増やして、ミトコンドリア活性の促進
ATPを多く産生し代謝を活発に!

③GLP-1
ⓐGLP-1作動薬　　ⓑDPP4阻害薬
インクレチンはACを介してミトコンドリアのATP→cAMP、
これが膵β細胞をはじめとして全身に作用する

G3Tの治療によって改善した症例には
何が良くなったのかを探るために、
75gOGTTを行い比較してみた。

治療をして6カ月後以上経過後に
本人の許可を得て再び75gOGTTを
行ってみると、
ほとんどの有効例は、
インスリンが異常から正常方向へ
変化していくことを確認できた。

インクレチンによる良質なインスリン分泌のメカニズム

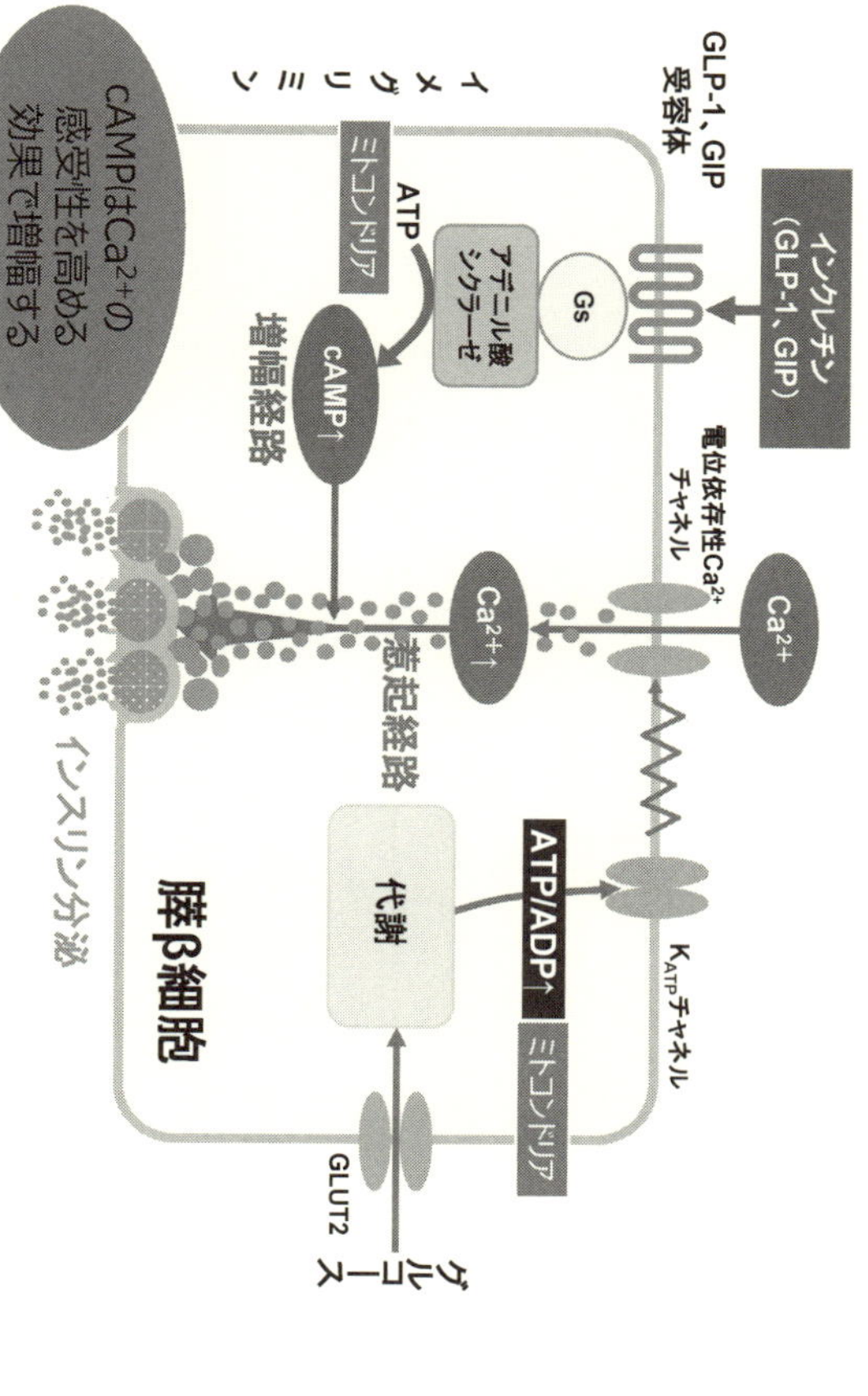

GIP=glucose-dependent insulinotropic polypeptide
GLP-1=glucagon-like peptide-1

監修：京都大学大学院医学研究科 糖尿病・栄養内科学　稲垣暢也（一部改変）

南越谷健身会クリニック
周東寛

インスリン分子の二つの枝
エネルギー代謝作用系、細胞増殖作用系

インスリン分子の二つの作用

インスリン1分子の中には、本来2本の枝があるとされています。

第一枝は、エネルギー代謝に関与する枝。

第二枝は、細胞増殖およびタンパク合成に関与する枝です。

2型糖尿病の増悪因子が、過食や運動不足が関与することを考慮し、これらがインスリン分子の2つの枝に、どのような影響を与えているかを検討しました。

第1枝(代謝系枝)のみが消耗され
第2枝(細胞増殖系枝)のみが残る。

残ったインスリンを
「残骸インスリン」と名付け、
減らす啓蒙をしてきた。

運動療法についてはさまざまなアイデアで対応

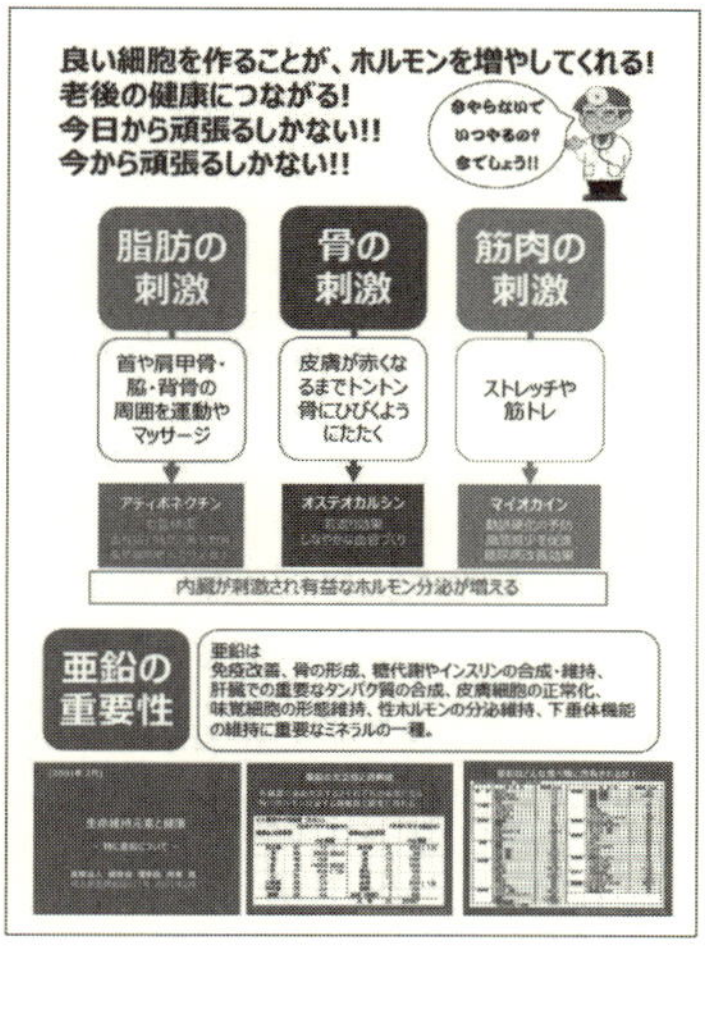

ご存知ですか???

① **筋トレ**をすることによって、
認知症が予防されます!

② **コツコツと体を強くたたく**と
認知症も予防されます!

この理論は、
筋肉の細胞から、骨の若い細胞から、健康な脂肪細胞から
新しい学問です。
「健康ホルモン」が発生するのです。。

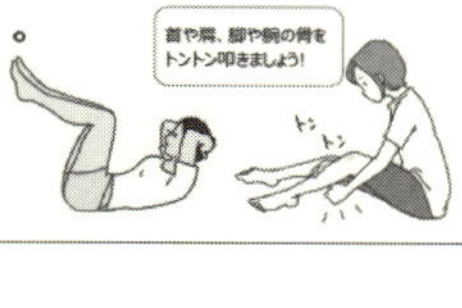
首や肩、脚や腕の骨を
トントン叩きましょう!
トン
トン

インスリンがαサブユニットに結合することにより、β鎖のチロシンキナーゼが活性化し自己リン酸化する。リン酸化チロシンにSH_2ドメインをもつインスリン受容体基質1(IRS-1)が結合する。

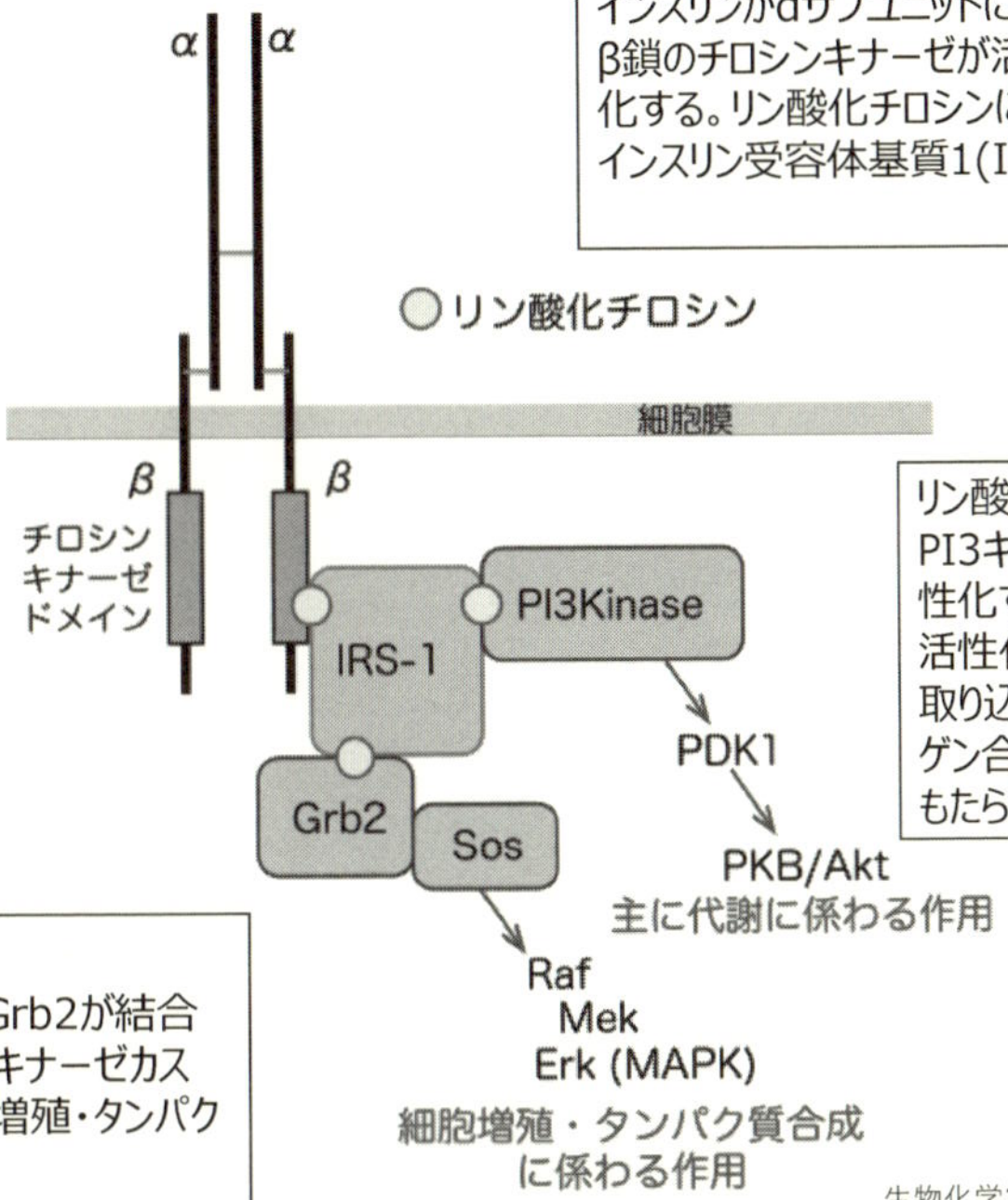

リン酸化されたIRS-1にPI3キナーゼが結合し活性化する。PKB(Akt)の活性化を介してグルコース取り込みの増加、グリコーゲン合成の促進をもたらす。

リン酸化されたIRS-1にGrb2が結合し、Rasを経由してMAPキナーゼカスケードを活性化し、細胞増殖・タンパク質合成を促進する。

生物化学2(11,12)2014年6月9日
細胞内情報伝達

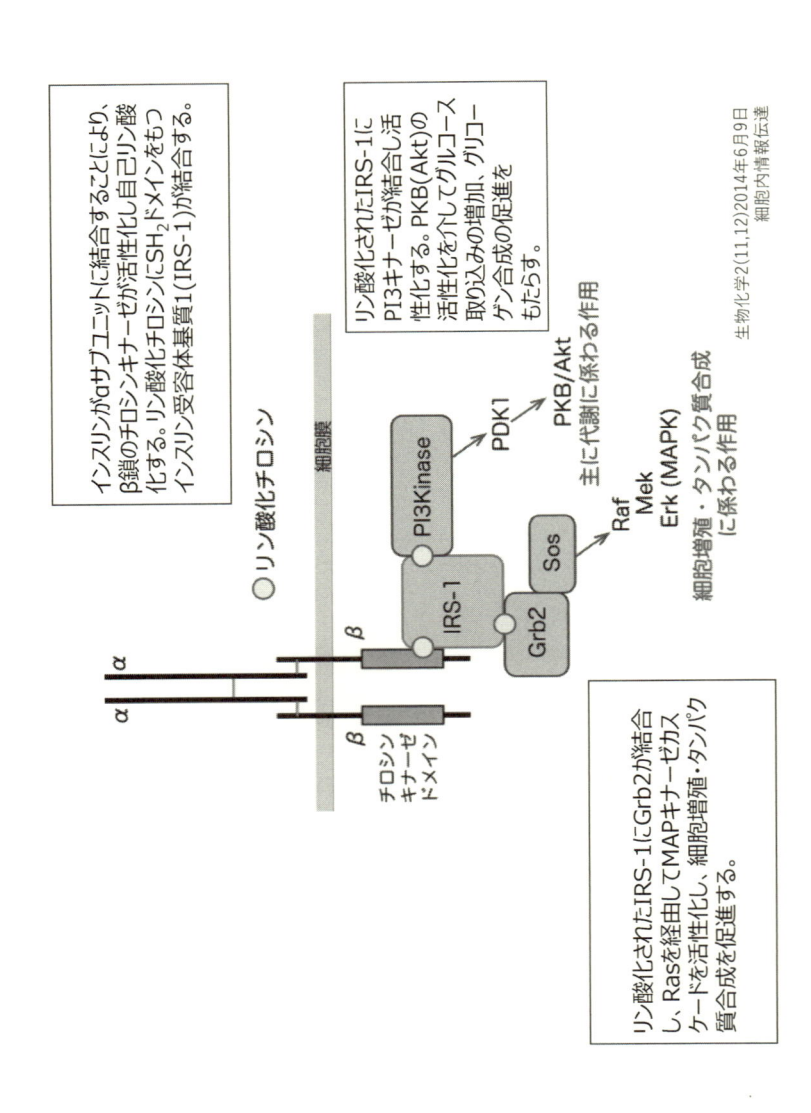

筋肉を増やす「筋トレ運動療法」
「残存インスリン」を除去する目下のところ唯一の方法

食べ過ぎにより第一枝が消耗され、第二枝が残存したインスリンに、食べ物を代謝する力はありません。しかし、血液検査をすると、インスリンとして検出されます。「残存インスリン」ではなく、インスリンとして検出されるのです。

これが高インスリン血症の正体であると、私は考えました。私が治療を行った症例においても、診察する際の問診や会話から、高インスリン状態のほとんどが、「残存インスリン」によるものであることが分かりました。

以来、インスリン分子に2つの枝が揃っているものが良いインスリンであり、第一枝が消耗されて、第二枝のみが残存しているインスリンは、質が悪いインスリンであると、私は提唱するようになりました。

日々の生活の中で偶然発生した「がん細胞」が、残存インスリンの細胞増殖作用によって増殖することはあり得ます。

さらに血管平滑筋の増殖肥厚にも関与して、血管内腔が狭窄する原因にもなります。

この「残存インスリン」は、当然、減らす必要があります。

どのようにすれば、「残存インスリン」を減らすことができるのか。

いろいろ考えた結果、筋肉トレーニングにたどりつきました。筋肉トレーニングによって筋肉を増やすことで、「残存インスリン」を除去することができます。

これはおそらく目下のところ「残存インスリン」を除去する唯一の方法ではないでしょうか。

そこで、私はこれを「筋トレ運動療法」と名付けました。

運動をすれば糖尿病状態が改善されるのはなぜか

運動をすることによによって、インスリン産生が増加するのは、運動することによって筋肉が損傷し、それを修復するためにインスリンが多めに産生されるからです。

筋肉の損傷を修復するのは、インスリンの第二枝の役目です。インスリンの第二枝が消費され、筋肉の損傷が修復された筋肉は、損傷される前の筋肉よりも強いものになります。筋肉量も増えます。

インスリンの第二枝が消費されただけでは、インスリンの第一枝が余ることになります。インスリンの第一枝は、食物を分解代謝してエネルギーを生み出す役割、いわゆるエネルギー代謝を行う枝です。

この時に食事の量が少なければ、低血糖を起こすほど、インスリン第一枝のエネルギー代謝は、強烈に行われます。そのため、運動をした後に適切に食事を摂ると、より健康になります。

糖尿病を改善するためには、筋肉を刺激する筋トレが必要です。筋トレの後に適切な食事をし、損傷された筋肉を修復するのです。修復された筋肉は、損傷される前の筋肉よりも強くて太い筋肉になります。

これは運動（筋トレ）が先、食事はあとということです。しかしながら、インクレチンを増やすためには、運動をする前に高タンパク質と水分を摂るべきです。高タンパク質と水分を優先させて、腸管ホルモンのインクレチンを増しておくことで、筋肉の損傷をより効率的に修復させることができます。

私の運動理論では、大切なものの順位は、次のようになっています。

1、筋肉トレーニング（筋トレ）。おもに筋と骨と内臓を刺激して、活性化する効果。

2、ストレッチ

3、有酸素運動。おもに心臓と血管のため。

有酸素運動のみ行った方のなかには、効果を示さない方が少なくありませんでした。筋肉の損傷をより効率的に修復させることが、健康長寿への近道のようです。

筋肉の代謝力には亜鉛が必須なので、時々血中の亜鉛をチェックしてください。亜鉛は日々の生活のなかで、瞬時に消耗されがちですので。

増幅経路に必要なだけサイクリックＡＭＰがあってこそ、インスリン分泌顆粒は適切に増幅される

ＡＴＰから脱リン酸によってできるサイクリックＡＤＰの作用で、Ｋチャンネルが閉じて、細胞膜の膜電位差により、たくさんのカルシウムイオンがｃａチャンネルより細胞内に流入してきます。それは、インスリン分泌顆粒の急増をもたらします。

そのインスリン分泌顆粒は、増幅経路で適切に増幅しなければなりません。増幅不足になると、インスリンの量は十分ではあっても、質が低下すると考えられます。

この増幅経路が重要であり、増幅経路にはたくさんのサイクリックＡＭＰが必要です。

しっかり増幅されたインスリン分泌顆粒からは、完熟した「良質のインスリン」が作られ、分泌されると考えられます。

この過程は、人の健康においてとても重要であると、私はこれまでに強調してきました。

サイクリックＡＭＰが多いほど、増幅経路の作業はしっかり行われることになります。

多くのインスリンが産生される（＝インスリンの量が増える）と、「良質のインスリン」が作られ分泌されるとも考えられます。

「完熟インスリン」すなわちインスリン効果がたしかなインスリンが作られるためには、細胞内に活性化した元気なミトコンドリアが、必要なだけあり、ATP産生が必要なだけ行われなければなりません。

「ATPからサイクリックAMP」に変換するためには、レセプターに「Gタンパク」、腸管ホルモン「インクレチン」およびアデニール酸シクラーゼという酵素の働きが必要になります。

これら一連の作用を高めるには、日々「適度な運動」を欠かさず、繰り返しますが空腹時には真っ先にタンパク質を食べ、水を50cc～100cc飲むという生活習慣が必要なのです。

2

私は今後も患者さんに、空腹時の高タンパク（チーズ、ゆで玉子など）、水分摂取と「食前の筋トレ」をお勧めする

空腹時に高タンパクを腸管に届けて腸管ホルモン「インクレチン」を素早く分泌させる

「暴飲暴食をするのに運動をしない」生活習慣の人が、高インスリン血症になりやすいのは、第一の枝（エネルギー代謝の枝）がなくなり、第二の枝（細胞増殖系の枝）しかないインスリンが多く残るためです。

そうなっても過食を止めなければ、とにかくインスリンが必要なので、インスリンがどんどん分泌されます。

新しく分泌されたインスリンには、第一枝も第二枝もあったのですが、第一枝（エネルギー代謝の枝）は、どんどんなくなっていきます。

そうして、第二の枝（細胞増殖系の枝）しかないインスリンが、血中にたくさん残ります。そうなると、インスリンはあっても、エネルギー代謝をしないで、細胞増殖ばかりすることになります。

それが、糖尿病合併症の元凶になるのです。

「残存インスリン」を除去する方法を自分で考え発見したのが「筋肉トレーニング」でした

さらに高インスリン血症のほとんども、片方の枝しかない「残存インスリン」が元凶であると言えます。「残存インスリン」は、血糖値を下げることはできませんが、細胞増殖作用はできるので、小血管平滑筋を増殖させ、生まれたガン細胞を増殖させるなどの糖尿病合併症の発現に関与することになるのです。

そうであるならば、「残存インスリン」は有害であり、除去する必要があるということになります。

その方法を探したのですが、見つかりません。

そこで自分で考えました。

そうして発見したのが、「筋肉トレーニング」を行い、筋肉を増やすことでした。

ほぼ毎日、ごくわずかな時間でいいので「筋肉トレーニング」を続ければ、おのずから筋肉は増えます。筋肉が増えれば、糖尿病および糖尿病合併症の原因となる「残存インスリン」を除去できるので、糖尿病および糖尿病合併症を予防することができるわけです。

運動療法は、とくに糖尿病罹患者には必須の療法であると言えるでしょう。

「食前の筋トレ」は、きわめて大切な生活習慣

私はこれまで「食前の筋トレ（＝食時前の筋肉トレーニング）」を勧めてきました。このことは間違っていないと、ますます確信を深めています。

血中の「残存インスリン」のほかにも、次のようなことが、糖尿病および糖尿病合併症、それらの薬物による治療効果の妨げになっています。

インクレチンの作用不足

ミトコンドリアの減少

2　私は今後も患者さんに、空腹時の高タンパク（チーズ、ゆで玉子など）、水分摂取と「食前の筋トレ」をお勧めする

細胞内セカンドメッセンジャーｃＡＭＰの減少
そのことによるインスリン分泌顆粒の増幅不足

直接、糖尿病および糖尿病合併症を改善するとともに、それらの薬物による治療効果を高めるためにも、「食前の筋トレ（＝食時前の筋肉トレーニング）」は、きわめて大切な生活習慣であると言えます。

この「Ｄｒ周東の理論」の全体を、つたない説明で申し訳ないのですが、何とかよく理解していただきたい。

私が主張する、四つの健康ホルモンをつくるための食前の筋トレと運動は、まずはタンパク質「チーズとゆで卵」（略してチータマ）を食べて、お水を１００cc以上飲みます。このことにより、インクレチンが分泌され、全身の細胞のミトコンドリアが、分泌されたホルモンの質をよくしてくれます。

その後に、各種筋トレ、なかなか使われない部位を刺激する足蹴り、片手ずつ手を回す運動などのなかから、いくつかを選んで行ってください。それぞれ5回くらいか

ら始めましょう。

そうすると、インクレチン以外のホルモンも分泌され、ミトコンドリアがホルモンの質を高めてくれるので、内臓の活性化が高まり、内臓産出のホルモンの働きがよくなってきます。

3

糖尿病が疑われるみなさま
まずは高インスリン状態から
Dr.周東の運動療法で脱出を

2型糖尿病の治療効果を高める、食事・運動療法の併用

糖尿病および糖尿病合併症、特に2型糖尿病の患者さんのために、前述の論文ふうのものを、治療法を中心に再度述べます。そのあとに、さらに具体的な治療法および治療により身体内部がどのように変化していくかを述べます。

糖尿病および糖尿病合併症の治療は、食事療法、運動療法を柱とし、これを行っても改善が認められないときには、薬物療法を加えることになっています。また糖尿病罹患期間が長くなり、薬物療法ではなかなか良くならない方、ＨｂＡ１ｃが高い方は、私の理論と治療方法に基づいて食事療法、運動療法を加え、強化する必要があります。

薬物については、現在すでに多くの良い薬物が開発されているので、それらのなかから患者さんにあったものを選ぶことができます。ご自分の身体の状態、病気の状態、生活習慣を、ご自分でもしっかり把握され、「このような薬」とリクエストされてもいいのではないでしょうか。

ご自分に合った薬物を選ばれ、服用されるとき、食事療法と運動療法を加えること

をお薦めします。食事療法と特に運動療法を加えることより、薬物の効果が大きく変わることについては、すでに数多くの臨床例が報告されています。

2型糖尿病は、早期に発見しさえすれば、食事、運動、薬物の3大療法で、ほとんどの人が正常化しています。

また糖尿病罹病期間が長ければ長いほど、薬物のレギュレーション（品質、有効性）が低下するので、食事療法、運動療法の強化が必要であることもよく知られています。この場合に「Dr周東の理論」をぜひ実施していただきたい。しっかりやっていただくと、3か月ほどで必ず効果が得られます。

高インスリン状態になるほどインスリンが大量に分泌されているのに、食前・食後高血糖が改善されないのはなぜか

糖尿病の診断に必要な75g OGTTを実施すると、多くの人が高インスリン状態であることがわかります。高インスリン状態は、多くのケースで糖尿病状態の悪さの

程度に比例しています。

高インスリン状態が重症化すると、膵β細胞が疲弊し、インスリン分泌が低下し、最終的にはインスリン分泌不全になってしまいます。

これまでの報告で、高インスリン状態から、すでに高インスリン血症になった方まで、食前高血糖および食後高血糖がほとんど改善されない方が、ずいぶんおられることも分かっています。

糖尿病罹患者に同じ薬物治療を行っても、治療効果が異なる

インスリンには、「完熟インスリン」と「未熟インスリン」があります。「未熟インスリン」とは、私が名付けたインスリンの名称で、「プロインスリン」のことです。「完熟インスリン」と「未熟インスリン」の違いにより、治療効果に差が出る機序は次のようになります。

ミトコンドリアのＡＴＰ産生不足およびＡＴＰからｃＡＭＰへの変換不足
↓インスリンホルモン分泌顆粒の増幅不足
↓糖尿病罹患者一人一人のインスリンの質の良し悪し、これに関与する生活習慣の違いで、ミトコンドリアの質と量に差が生じる
↓糖尿病罹患者は、特に激しくミトコンドリアが衰退する
↓その影響で病態に薬物の効果がほとんどみられなくなる
↓糖尿病罹患者の治療効果や改善程度に差をもたらす
↓同じ薬物治療しても、効果に著しい違いをもたらす

細胞増殖系の枝は、蛋白を合成する枝でもあります

インスリン分子には、エネルギー代謝系、細胞増殖系の２本の枝があり、細胞増殖系の枝は、蛋白を合成する役割を担っている枝です。

過食・速食・連食の人たちは、インスリン分子の２本の枝の「エネルギー代謝系」

をたくさん利用してしまうために、インスリンそのものの分泌要求が盛んになります。しかし利用するのは、もっぱら「エネルギー代謝系の枝」なので、インスリンのもう1本の枝である「細胞増殖・蛋白合成系の枝」が、大量に残存することになります。「細胞増殖・蛋白合成系の枝」は、運動することにより消えていく枝であり、運動しなければなかなか消えません。

過食・速食・連食の人は、高インスリン血症になりやすい

過食・速食・連食で、「適度の運動」をする生活習慣がないと、「細胞増殖・蛋白合成系の枝」が大量に残ることになります。その大量に残存した「細胞増殖・蛋白合成系の枝」のみのインスリンを、私は「残骸インスリン」と名付けました。たんに「残存」しているのではなく、2つのうちの一つの機能を失ったうえに、有害な役割も演じるからです。

この「残骸インスリン（＝細胞増殖・蛋白合成系の枝のみのインスリン）」は、細

胞を増殖させ、蛋白を合成させるはたらきがあるため、平滑筋を肥厚させます。

そのことにより、糖尿病罹患者の血管障害合併症を引き起こしてしまいます。糖尿病罹患者さんの血中に「残骸インスリン」がたくさん残ると、糖尿病合併症の元にもなります。

これが目下のところの私の推論であり、仮説です。

4

Dr.周東の運動療法の特長を「ゴキブリ体操」「ゴキブリサンバ」「ブルースリー運動」で詳しくご説明します

Dr．周東の運動療法の特長は、「適度な運動」により身体内部のミトコンドリア、セカンドメッセンジャー、ホルモンなどの増産・変容などを的確に捉えて根拠とし、療法としている点にあります。

次に油化防止法として開発した「ゴキブリ体操」「ゴキブリサンバ」を取り上げ、説明します。以降、個々の運動療法についての詳しい説明は省きます。

身体の芯から代謝がよくなるので、
糖化・塩化・油化・酒化などもキレイにしてくれる

仰向けに寝て両手両足をバタバタさせる「ゴキブリ体操」の進化系として、「ゴキブリサンバ」を考案しました。

「ゴキブリ体操」と「ゴキブリサンバ」は、ともにインナーマッスルを鍛える運動ですが、「ゴキブリサンバ」のほうが、腹と腰をより多く使うようになっています。

インナーマッスルという言葉は、一時流行り言葉のようになりましたが、インナーマッスルという名称のマッスル（筋肉）が、特にあるわけではありません。

体の中心部分に近い筋肉のすべてを、インナーマッスルと総称しているのです。インナーマッスルは、深層筋と訳されています。「ゴキブリ体操」や「ゴキブリサンバ」でインナーマッスルを鍛えると、まずは姿勢がよくなります。

それに、インナーマッスルは、「筋肉コルセット」のようになって内臓を守り、骨を守ってくれるので、内臓や骨がダメージを受けにくくなります。

身体の芯から代謝がよくなるので、糖化・塩化・油化・酒化などがあっても、キレイにしてくれます。

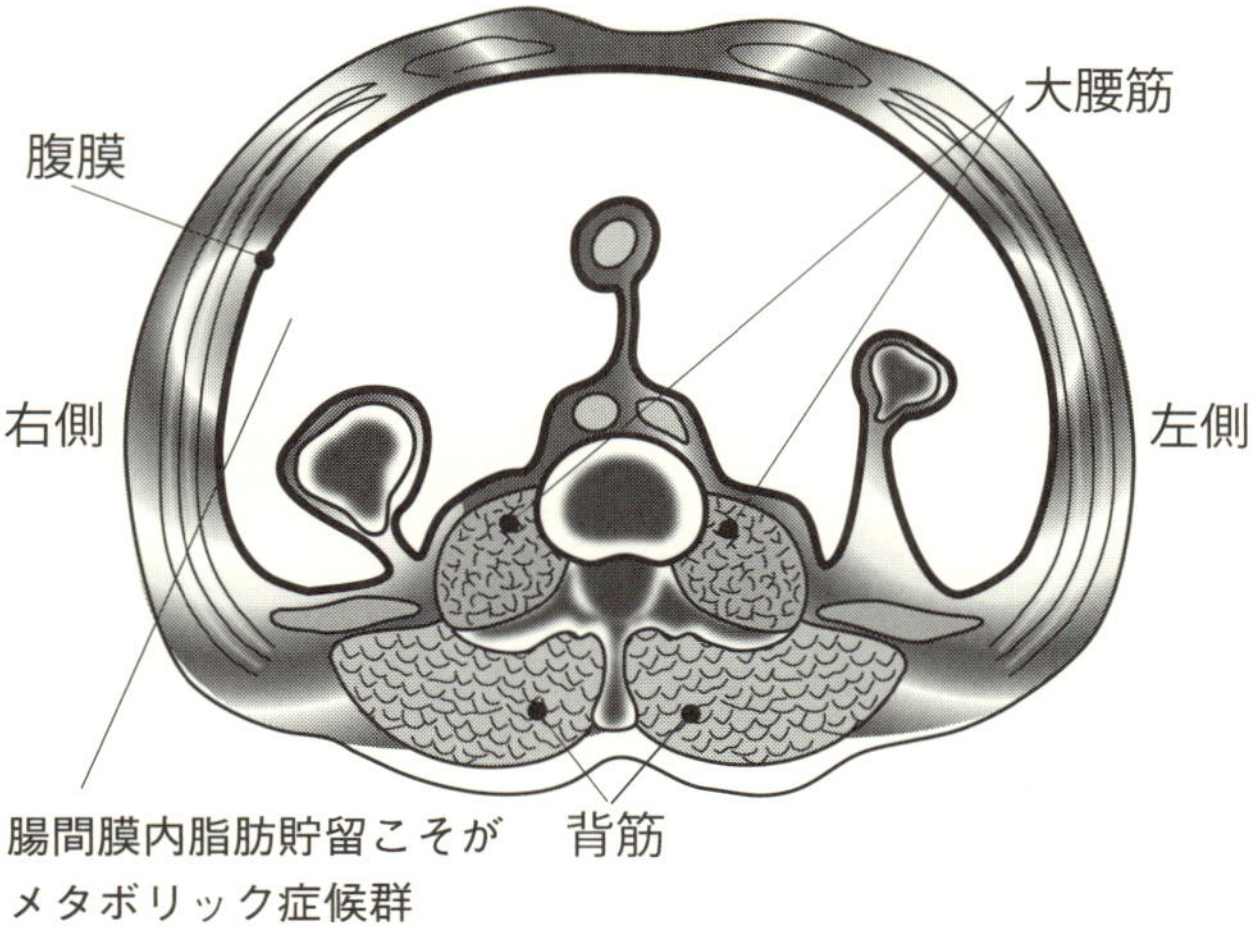

◇◇◇◇

ゴキブリ体操

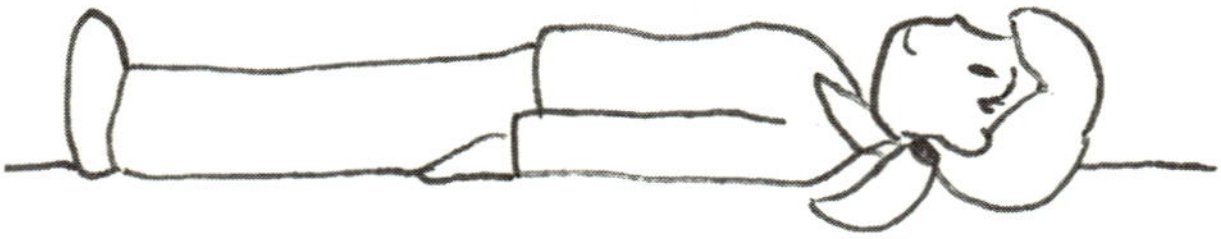

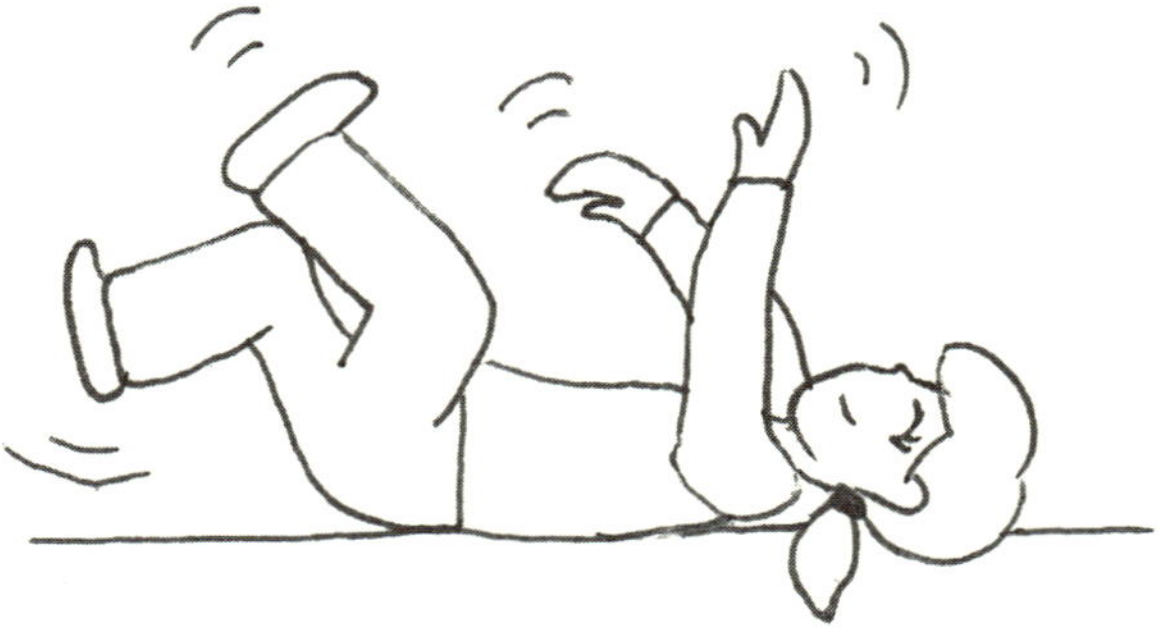

1 床やベッドに仰向けに寝ころがりましょう。

2 両足を上げ、交互に回転させます。自転車をこぐように動かすとやりやすいです。
両手は同時に頭の上に持っていき、阿波踊りをするように動かします。

3 足と手を同時に動かすのが難しいと感じたら、まず足を動かすことに集中しましょう。

足がだるくなってきたら、手を動かすことに集中しましょう。

手がだるくなったら、また足を動かすことに集中してもいいし、止めてもいいです。

ゴキブリサンバは、ゴキブリ体操と同じですが、ディスコやサンバの曲を流しながら行うと、リズミカルに体が自然に動き、楽しいですよ。

「ゴキブリ体操」「ゴキブリサンバ」は腸間膜の貯蔵油脂を代謝させる

腹と腰を使うことによって腸間膜を揺らし、油脂を代謝させる運動を、私は「おへソ踊り」と名付けて開発したのですが、「ゴキブリサンバ」はそのなかの一つです。

腸間膜は、空腸と回腸（空腸から続く小腸の一部）を、腹部の後方から支える腹膜のことです。腸間膜を揺らすと、そこに貯蔵されていた油脂が代謝されて減ります。

油脂が厚くなっていても、徐々に代謝され減っていきます。

腸間膜の厚い油脂を減らしたいので、腸間膜を効率よく揺らすことのできるものはないかと、いろいろと探しました。しかし、適当なものが見つかりません。

それでは自分で作ろうと「ゴキブリサンバ」を考案したのです。

「ゴキブリ体操」「ゴキブリサンバ」は、私なりに工夫を重ねた油化防止法

腸間膜の貯蔵油脂の中には血管が分布しているため、血流を高めることによって貯蔵油脂を代謝できます。

私がこのことを発見するまでは、多くの人が「腹筋を鍛えることによって腸間膜の貯蔵油脂を減らそう」としてきたのですが、「ゴキブリサンバ」を行えば、腹筋のみに頼らなくてもよいわけです。

腸間膜の血流を高めると、腹圧が加わった状態が続くことになります。そうすると、かえって腸間膜の血流が低下することになりかねません。

これを防ぐには、腹筋を使いはするものの、ずうっと使い続けないで、時々弛めることです。そうすると、腸間膜は圧から解放され、その途端に血流がよくなります。

腸間膜の血流がよくなれば、腸間膜の貯蔵油脂は血管に取り込まれやすくなるうえに、勢いを増した血流に乗って運ばれやすくもなり、腸全体の平滑筋の活動性を高めます。さらに身体全体の基礎代謝も高めます。

「ゴキブリ体操」「ゴキブリサンバ」という名称を聞くと、冗談かと思われるかもしれませんが、私なりに工夫を重ねた油化防止法であり、健康法なのです。

「ブルースリー運動」は、腸全体から身体全体の代謝を高めることになる

私が開発した「ブルースリー運動」は、アウターマッスルを鍛え、増強する運動です。身体の外側の筋肉を増強することにより、とくに腰椎がしっかり守られることになります。そのため、腰椎のまわりのアウターマッスルを、私は「筋肉コルセット」と呼んでいます。

骨盤を揺らして歪みを矯正する「骨盤ダイエット」は、そのことによりダイエット効果があるとされていますが、「骨盤ダイエット」で重要なのは骨盤の矯正よりも、

腹腔内の筋肉の活性化です。

骨盤の歪みを矯正する、ということで行われてきたことの一部が、腹腔内の筋肉の活性化に有効だったのです。

歪みを矯正しようと骨盤を揺らすことによって、腸間膜の貯蔵油脂をはじめ、腸全体から身体全体の代謝を高めることができます。そのことがダイエット効果をもたらしていたのです。

ブルースリー運動はこのように

①、足を肩幅に広げ、両腕は肘を軽く曲げた「前にならえ」の姿勢に
②、握りこぶしをつくり、息を吐きながら両手が震えるほど、十秒間力を入れ続ける
③、握り拳をつくって十秒間力を入れる動作を五、六回繰り返す
④、基本の姿勢に戻って、両足を軸に体を横8の字にゆっくり揺らす。このとき、

腕も前後に丸を描くようにゆっくり動かす。このゆっくりとした動きのときは、腹式呼吸をする

三秒間鼻で吸って九秒以上をかけて口から吐く

⑤、以上の動作ができるようになったならば、肘で相手に一撃与えたりしてみましょう（あくまでエアーです。ブルースリーになりきって行うと楽しいですよ）

⑥、⑤の動作のときに、腹部と腕にしっかりと力を入れましょう

⑦、さらに脚にも力を入れて小股で移動しましょう

⑧、膝を曲げ伸ばしする運動を加えると、高度になります

運動には自律訓練の役割もあり、喘息をはじめアレルギー疾患にもよい

運動をして汗をかくことにより、自律神経の働きが活発化します。

運動中に心拍数を上げること、汗をかいて熱を放散させることは、交感神経の働きです。

副交感神経の働きが活発になるのは、運動終了後です。疲労が出てきて眠くなったり、身体の回復や修復が行われたりするのは、副交感神経の働きによるものです。

以上のような交感神経と副交感神経の切り替えを、運動することによって行うことになります。すなわち、運動は交感神経と副交感神経の切り替えを訓練する、自律神経切り替え訓練の役割も果たすのです。

過激な運動には、運動誘発性のアレルギーを引き起こすリスクもあるので、適度な運動を心がけましょう。適度な運動は、アレルギー症状の改善にもつながります。喘息症状の改善にも効果があります。

自律神経、ホルモン、免疫が安定すると、素晴らしく健康になります

インナーマッスルとアウターマッスルは、ともに重要です。両者がしっかりしたら、私の言う「筋肉コルセット」が完成します。

4 Dr. 周東の運動療法の特長を「ゴキブリ体操」「ゴキブリサンバ」「ブルースリー運動」で詳しくご説明します

私か推奨している主に「アウターマッスル」をつくる「ブルースリー運動」の動作は、とても単純です。だからこそ、集中して無心になって行うことができ、副交感神経の働きが高まるのです。

もっとも運動そのものには、交感神経を興奮させる作用があり、「ブルースリー運動」も例外ではありません。しかし、無心になって行うことにより、副交感神経の働きが高まり、副交感神経優位の時間が長くなると、リンパ球が増加してきます。

その増加してきたリンパ球が、免疫バランスを調整し、アレルギーの乱れを整えるのです。

自律神経のバランスがとれるようになり、安定してくれば、ホルモン分泌のバランスもよくなり、免疫のバランスもよくなります。

自律神経、ホルモン、免疫の三系のバランス系が安定してくると、素晴らしく健康になります。

私が、このことをはじめて主張したのは、40年以上も前のことです。以来著書や論文でたびたび述べてきました。

「適切な食事」「適度の運動」「適時にストレス解消」

健康になるには、多くの因子が関わり合っているのですが、特に強い影響を与えているのが、腸管ホルモンのインクレチンと、運動することによって分泌が高まる3つのホルモンです。そして、その3つのホルモンの質を、他のホルモンとともに高めるミトコンドリアです。

健康になる因子を、別の角度から検討すると「適度の運動」のほかに、「適切な食事」と「適時にストレス解消」が浮かびあがってきます。それを私は「健康の三適」と呼んでいます。これは、また「適切〈な〉」「適度〈の〉」「適時〈に〉」であることから「健康の『なのに』」とも呼んでいます。

「適度の運動」は、「健康の三適」「健康の『なのに』」の真ん中に入っていますが、じつはトップに持ってくるべきものです。動く物（動物）でもあるヒトにとって、「適度の運動」は、それほど大切なものです。ヒトは運動することによって身体の健康を維持できるのです。

それは分かっていても、中高年以降に日々「適度の運動」を行うことは、けっこう難しいでしょう。だからこそ、「適度の運動」は、「手軽な運動」であることが望ましいのです。中高年齢者であっても日々行うことのできる運動であるべきなのです。

「ブルースリー運動」を考えた背景には、そのようなこともありました。自律神経、ホルモン、免疫の三系統のバランスが安定した、すばらしい健康を取り戻すために、室内でできて、ごく短時間ですむ、おもにアウターマッスルをつくるのが、「ブルースリー運動」です。

5

カルシウム摂取量の多い国に、骨折が多い

カルシウム摂取量の多い国に骨折が多い
カルシウムーパラドックス

骨粗鬆症の予防に関しては、二〇〇二年に世界保健機関（WHO）が、「カルシウムの摂取量が多い国に、骨折が多い」という報告をしました。

その理由として、カルシウム摂取の多い国は、動物性タンパク質をよく摂る国でもあり、タンパク質の過剰摂取による身体の酸性化により、カルシウムがどんどん排出されているからだというのです。これは、のちに「カルシウム・パラドックス」と呼ばれるようになりました。

日本でも、骨粗鬆症の診療ガイドラインで、砂糖や動物性食品はカルシウムを奪う「骨泥棒」であると警告されています。

運動は、骨への血流を増加させ、カルシウムの取込みを盛んにし、
骨密度を高め、筋肉、骨、関節を強くする

骨粗鬆症の予防というと、まずはカルシウム摂取が思い浮かびますが、じつはカルシウム排出を抑えることのほうが大切です。そのためには、身体を酸性化させないことであり、タンパク質を摂りすぎないようにすることです。

骨はカルシウム不足によって弱ってきますが、ビタミンBやビタミンK、亜鉛やミネラルが少なくなっても弱ってきます。

これらのことのほかに、私は細い血管が動脈硬化になり、骨への血流が低下するということもあるのではないかと考えています。カルシウムを摂り過ぎると、身体が酸性化するとともに、血管や内臓が汚れるので、それも関係していると、私は考えています。

骨粗鬆症になると、カルシウムが漏れるだけではなく、漏れたカルシウムが動脈硬化、石灰胆石、腎結石を引き起こす可能性があります。腎結石になると、多くのケースで腎杯拡張、腎盂拡張を引き起こすことにもなります。

運動には、これらのことを解消する効果があります。運動は、筋肉はもちろん骨にも関節にも負荷をかけて、筋肉を増やし、骨への血流が増加させ、カルシウムの取込みを盛んにして骨密度を高め、筋肉、骨、関節を強くしてくれます。

筋肉量の減少↓骨、関節が弱くなる↓肥満気味↓運動不足↓変形性膝関節症

ヒトの筋肉と骨は、相互に影響を与えながら同時に進化してきたので、筋肉だけが発達して骨が弱くなるということは、基本的にはありません。筋肉量が少ないと骨も関節も弱くなり、運動などとんでもない、歩くのもできるだけ少なく、ということになりがちです。そうなると肥満気味にも、肥満にもなりやすくなります。

体重が重くなってしまうと、ますます運動から遠ざかり、歩く量も減るばかりか、日常生活で体を使うことも減りがちになります。そこに待ち受けているのが、変形性膝関節症です。

変形性膝関節症は、膝の周囲の筋肉や太もも前側の筋肉（大腿四頭筋）の量が減り、筋力が低下し、膝関節を十分に支えることができなくなる疾病です。変形性膝関節症になっている人、なりつつある人は、60歳以上の方の半分から八割以上にも達するのではないかと言われています。

膝関節を筋肉が十分に支えることができなくなると、骨の先端にある軟骨がこすれてすり減り、痛むようになります。「膝が痛い」という方の大半は、この変形性膝関節症による痛みです。

変形性膝関節症になると、それ以降の立っている姿、歩く姿が容易に想像できますので、そうはならないように、「日々の努力」を行っていただくことが、私の切なるお願いの一つです。

筋代謝や骨増強、脂肪代謝に関する重要な栄養素は亜鉛であることを、ここでも強調したいと思います。

急に身体を動かしたときに関節が痛むのは「関節のサビ」のせいかもしれない

関節は、動かすことによって機能が高まります。「関節に痛みがあるから、できるだけそっとしておく」ということをしていると、関節の機能が衰え、固くなってしまいます。

関節を急に動かすことも、よくありません。ずっと同じ姿勢をとっていた後は、手足腰をゆっくり動かし、その後に本格的に動かしてください。

ずっと同じ姿勢をとっていた後、急に動くと、人によっては、関節痛を引き起こす原因になります。長時間座っていて、急に立ち上がったときに、膝に痛みを感じることがあるのは、関節を痛めているからです。

私はそれを「関節のサビ」のためだと説明しています。身体にあるさまざまな関節を動かさないでいたならば、時間単位で「関節のサビ」が増えるとも言っています。

膝が痛くなると、少しずつ運動を増やしましょう

ヒトの身体は、骨と骨の結合部は弾力のある軟骨で覆われていて、関節部は「関節包」という膜で包まれ、その中は「関節液」で満たされています。

加齢にともない「関節液」に含まれる潤滑油のはたらきをするヒアルロン酸の濃度、分子量が、どうしても減ることになります。軟骨同士がこすれ合って炎症を起こし、痛みを引き起こすと、説明することもできます。

そうだとすると、ヒアルロン酸を補えばよいということで、「飲むヒアルロン酸」がテレビなどでさかんに宣伝されるようになりました。

「飲むヒアルロン酸」は、たしかによい効果もありますが、飲みやすくするために糖を多く含むものがあります。そのため、糖尿病になってしまった人もいました。「飲むヒアルロン酸」を飲むのなら、甘みの少ないものを選んでくださいね。

膝が痛くなったことにより運動量が減り、それにともなって全身の筋肉量が減ったところに、以前よりも多く糖を摂取すると、膝はますます痛くなります。

有酸素運動をすることにより赤筋量が増え、無酸素運動をすることにより白筋量が増えます。高齢者なっても、運動をすることにより、赤筋、白筋ともに増えるので、それまでたいした運動をしていなかった方は、まずは運動をすることです。あまり運動をしてなかった人は、「適度な運動」レベルまで、日々の運動レベルを引き上げましょう。

最初は少しずつでいいのです。目標の五分の一くらいからスタートしてください。そうすれば、一日に何回もそれを繰り返すことができます。慣れてきたら少しずつ増やせばいいのです。

運動をして肥満を解消し、骨、関節を強くし、筋肉量を増やす

軟骨同士がこすれ合って炎症を起こすので痛いということについては、クリニックや病院を受診すると、痛み止めの薬を服用したり、湿布（消炎鎮痛剤）をあてたりする治療方法がとられます。

ヒアルロン酸不足を補うために、膝にヒアルロン酸を直接注射するという方法をとることもあります。

さらに痛みがひどいときには手術も適応になります。

膝が痛いことの原因は、打撲、捻挫、骨折などの怪我が原因のこともあります。しかし、膝が痛いことの原因のほとんどは、運動不足による筋力低下です。

運動不足に伴う骨、関節の機能低下に、肥満（体重の重み）などが加わって、変形性膝関節症になるわけですから、運動をして肥満を解消し、骨、関節を強くし、筋肉量を増やせばよいのです。

そうして、すっきりとした身体で、いっそう運動に励めば、気持ちのいい日々をおくることができ、健康長寿間違いなしとなります。

変形性膝関節症の原因は、加齢ではなく運動不足である

ヒアルロン酸を補うというのは、筋肉量が減少し、骨、関節が弱くなったあとの対

処療法であり、ヒアルロン酸を補ったからといって、骨と関節が強くなるわけでもなければ、筋肉量が増えるわけでもありません。肥満が解消することもありません。

変形性膝関節症になり、「膝が痛い」「膝が曲げにくい」から安静にして、注射やサプリメントでヒアルロン酸を補い、痛み止めの薬を服用し、消炎鎮痛効果のある湿布をするというのは、症状が激しいときの一時的な療法としてはよいでしょう。しかし、変形性膝関節症を治すという観点からは、あまりよいことではないと言えます。

変形性膝関節症は、加齢に伴う自然現象ではなく、運動不足による自然現象です。骨、関節が弱くなるとか、ヒアルロン酸の濃度、分子量が減るというのは、その過程で起きていることです。そのため、運動をすることよって治すのがいちばんよいのですが、いきなり激しい運動をすると膝の状態が悪化するので、少しずつ運動量を増やしましょう。そうして、変形性膝関節症になるという原因を解消してしまうことが、自然の摂理に沿った最も効果的な治療方法です。

膝腰の痛みを治すコンドロイチン硫酸、ヒアルロン酸

膝が痛いときに効き目のあるサプリメントとしては、コンドロイチン硫酸、ヒアルロン酸、コラーゲンの三つがあります。

コンドロイチン硫酸は、動物体内にみられるグリコサミノグリカン（ムコ多糖）の一種で、軟骨や皮膚などの結合組織、脳などあらゆる組織に広くみられます。

軟骨にあるコンドロイチン硫酸は、骨と骨の間でクッションの役割を果たしています。そのことにより、膝や腰の痛みを軽減する作用があり、関節炎の治療に用いられています。

また皮膚にあるコンドロイチン硫酸には、水分を取り込んで肌を保湿する作用があるので、美容用にも多く使用されています。商品としては、サントリーの「グルコサミン&コンドロイチン」などがあります。

ヒアルロン酸も、コンドロイチン硫酸と同じくグリコサミノグリカン（ムコ多糖）の一種で、ときおり玻尿酸との表記も見かけますが、これは外来語ではありません。中国語なので日本語の発音はないはずです。

膝を痛めて廃馬寸前になっていた競走馬の関節にヒアルロン酸を注射したところ、膝が回復してレースに出場できたばかりか、優勝までしたことから、ヒトにも使うようになったと言われています。

両膝を治すには、適切な体重管理と過度の膝への負担を避けることです。この二つのことを忘れないでください。

動物、植物、原生生物、真菌類は、コラーゲンの生産に成功した種の子孫です

コラーゲンは、真皮、靱帯、腱、骨、軟骨などを構成するタンパク質のひとつで、ヒトの全タンパク質の三割はコラーゲンです。プルプルのゼラチンの原料はコラーゲンであり、すでに化粧品でも、医薬品でもさまざまに用いられています。

コラーゲンが地球で初めて誕生したのは、地球が凍結していた氷河期（六億〜八億年前）でしたが、コラーゲンを本格的に作り出せるだけの高濃度の酸素の蓄積がな

かったために、生物の進化は単細胞生物でとどまっていました。

のちにミトコンドリアになるものが発生して、酸素が毒になる解糖系の生命体のなかに入り込んだのが約一億年前です。

その四億年から六億年後にコラーゲンが誕生したということです。

コラーゲンが誕生した後に氷河期が去り、地球がまるごと凍結してしまう全球凍結も終り、大量に酸素が作られ蓄積された時点で、単細胞生物がコラーゲンを作り出すことに成功し、細胞同士の接着に利用され、単細胞生物の多細胞化か促進されました。

私たちにお馴染みのすべての動物、植物、それに原生生物や真菌類も、多細胞生物です。

それら多細胞生物は、コラーゲンの生産に成功した種の子孫なのです。ただし、植物は細胞間接着にコラーゲンではなくセルロースを用いたので、コラーゲンを細胞と細胞を接着させるものとして利用しているのは、すべての動物と一部の原生生物ということで、現在に至っています。

コラーゲンは、さまざまな結合組織に強度を与えることに非常に役立っています。

骨や軟骨の内部には、コラーゲン細繊維がびっしりと詰め込まれていて、軟骨の弾力性を増し、骨への衝撃を和らげる役割を果たしています。皮膚については、弾力性や強度の維持に役立っています。

近年、コラーゲンには、接する細胞に対して増殖、分化シグナルを与える情報伝達の作用もあることが分かり、そのことからも美容面でのコラーゲンへの注目が増すことになりました。

体脂肪の燃焼を促進するサプリメント「L‐カルニチン」

L‐カルニチンは、長鎖脂肪酸を、細胞内の燃焼の場であるミトコンドリアに輸送する必須アミノ酸です。必須アミノ酸であるリジンとメチオニンを材料として、肝臓で生合成されています。たんぱく質の形をとらず、血液中や細胞内に存在しています。

L‐カルニチンは、脂肪を燃焼する筋肉内のミトコンドリアへと脂肪酸を運びます。このときにも、亜鉛、クロム、セレンなどのミネラルが必要となります。

この働きは、他の栄養素では代替することが出来ないため、しっかりと補う必要があると言われています。

20歳をピークに、L-カルニチンは体内での減少がみられるので、食事やサプリメントからの摂取が必要です。

現在、薬事法の適用を受けない（医薬品に該当しない）サプリメントとして、「L-カルニチン」は広く販売されています。

L-カルニチッに、体内の脂肪を燃焼させやすくする効果があることはたしかです。

だからといって、L-カルニチンを摂っていればいいということではありません。

適度な運動をし、大食、過食、早食いをしないで、L-カルニチンを摂取してください。そのことによって、体脂肪の調整が著しく進むことが期待できます。

6

チョコット運動番外編01

血が通っている骨を元気に

チョコット運動番外編は、回数や頻度を決めないで、気になったとき、気がついたときに、チョコットやっていただく運動です。

ちょっとした習慣にしていただければ、いつのまにか大きな効果になっていて、きっと驚かれるでしょう。

「コツコツ骨叩き」のお勧め

骨は適度の刺激を与えられると（骨の中の）血流量が増え、栄養や酸素が行き渡りやすくなります。運動する子は骨が成長することはよく知られています。大人も同じで、運動すると成長ホルモンが増加し、骨の成長によい影響をもたらします。

短時間に簡単に行うことができて効果の高い「コツコツ骨叩き」や「適度の運動」をすることをお勧めします。

「コツコツ骨叩き」や「適度の運動」は、骨量を維持し、骨を強くするだけではありません。筋肉と関節と骨とは、セットのようになっているので、骨だけが丈夫になるということはなく、骨も筋肉も関節も丈夫になります。

骨が、減って（カルシウムが漏れて）弱くなるときも、ほとんど同時です。骨も筋肉も関節も弱くなります。

骨は適度な刺激を与えられると血流量が増え、栄養や酸素がよく行き渡るようになります。

「コツコツ骨叩き」をすると、血管が浮き出てきますので、採血や点滴の際に血管が見えにくい人にもお勧めです。

自分で骨を軽くリズミカルに、まんべんなく、すみずみまで叩いてください。

「コツコツ骨叩き」を行なった人と行なわなかった人の骨量検査を行なったことがあります。データを比較すると、図にあるように明らかな差が認められました。この結果については研究発表もしています。

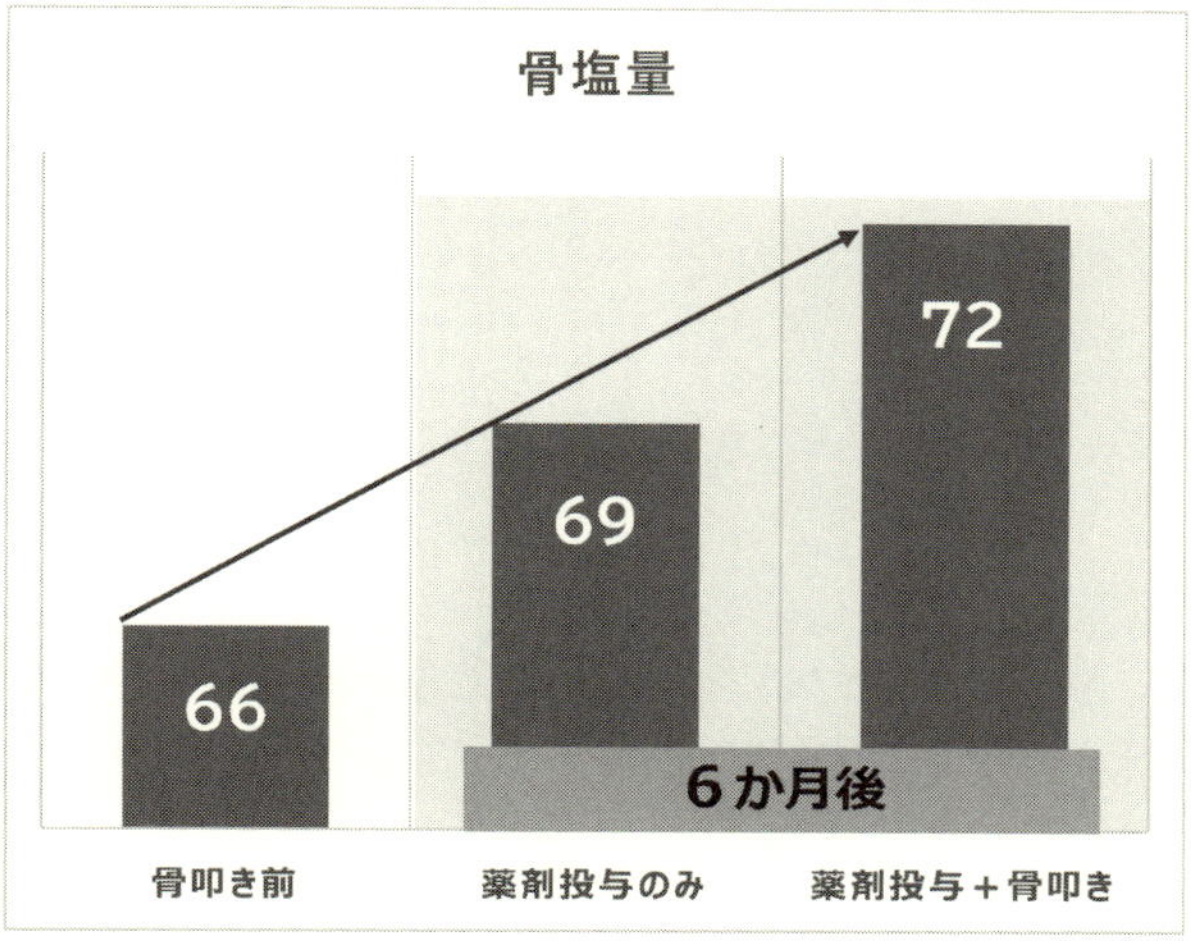

コツコツ骨叩きによる骨塩量の変化

◇◇◇◇

骨たたき

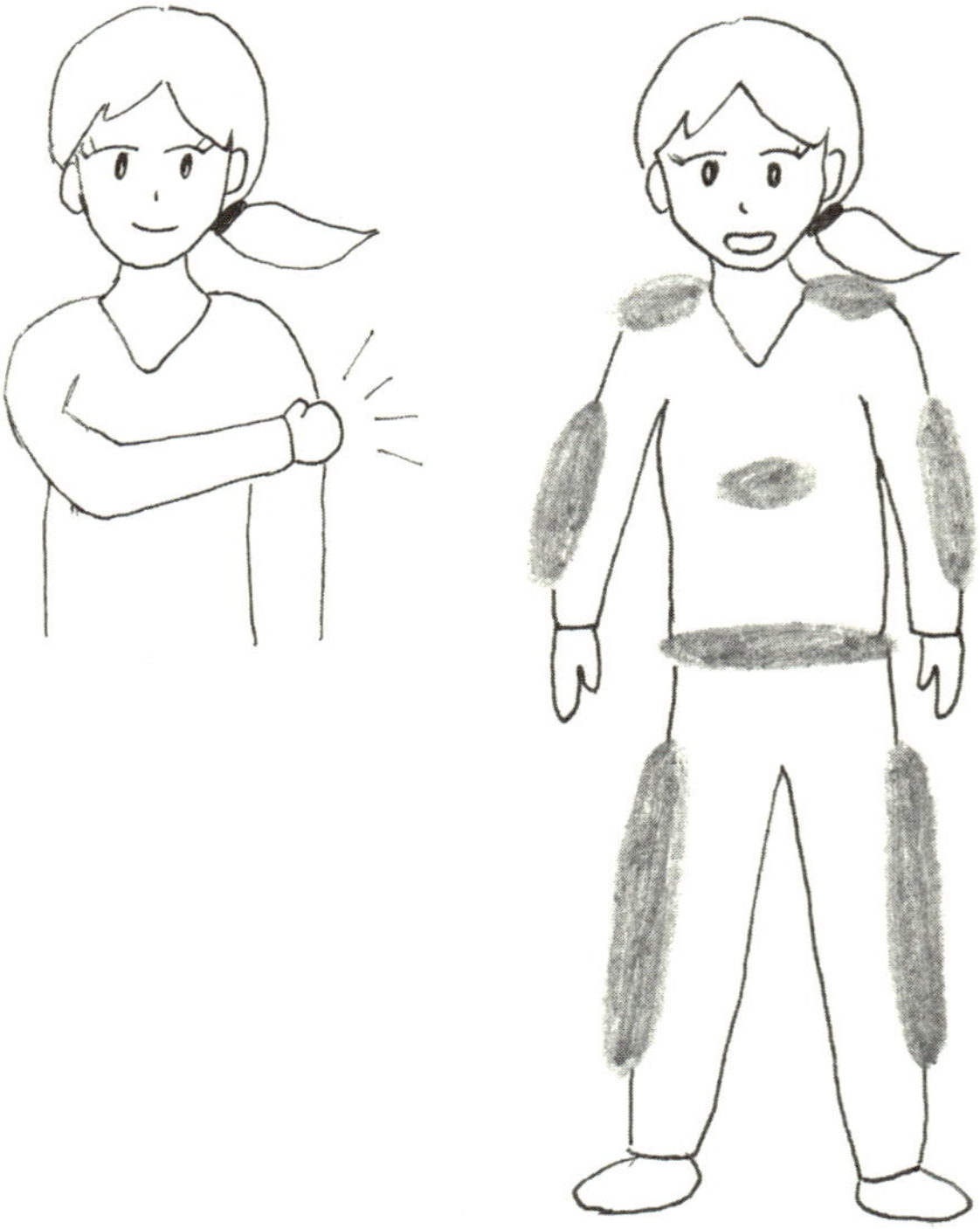

1 立ったままでも、椅子や床に座ったままでもかまいません。頭、肩、腕、胸、腰、脚の骨の部分を順番に拳で軽くリズミカルにゴツゴツと叩きましょう。

2 時間が取れるときは、全身をまんべんなく叩きましょう。仕事の合間などちょっとした時間に、手の届く範囲の骨の部分をゴツゴツと叩いてもいいです。

運動することにより、自律神経が安定します

運動をすると心拍数が上がり、汗をかくことにより放熱します。これは交感神経の働きです。

運動終了後、疲れた体を修復するのは、副交感神経の働きです。

自分の体に合った運動をすると、この二つの神経の切り替えがうまくいき、自律神経のバランスがよくなります。

私はかれこれ40年以上も前から、次の三つを安定させることが健康の基本であると唱えています。

自律神経のバランス
ホルモンの分泌
免疫の働き

この健康の基本の三つを安定させるには、適度な運動をすることです。適度な運動はとても効果的です。

運動は骨の劣化も防ぐ

「年を取ると背が低くなる」と言われています。実感されている方も多いのではないでしょうか。

加齢により背が低くなるのは、骨が劣化し、椎間板がつぶれるからです。しかし、これは、加齢にともなう自然現象ではありません。歳をとるにつれて一般的には運動量が減少していることも、大きく関係しています。

宇宙飛行士が宇宙に出ているあいだ、ほとんど歩かないので、地球に戻ったときに歩けなくなっていたということがありました。いまは、無重力になる宇宙でも、トレーニングをすることにより、そのようなことはなくなっていますが、使わないことによって、使えなくなることは、「廃用障害」と呼ばれています。

骨に重力による負荷がかかると、それに耐えられるように骨はカルシウムやコラーゲン線維の量を増やします。

その結果、骨は強くなります。

地球で生活していれば、それだけで骨に重力の負荷がかかりますので、骨はそれなりにカルシウムやコラーゲン線維を増やしています。

運動をすると、「重力+運動」の負荷がかかるので、骨は「重力」だけのときよりも強くなります。

かつての宇宙飛行士が宇宙に出ているあいだは、無重力だったので骨には「重力」の負荷がゼロとなり、骨のカルシウムが溶け出し、骨粗鬆症状態になりました。宇宙飛行士のなかには、カルシウムが20%も減少したケースもありました。

骨に力が加わらない状態に居続けると、私たちの体は骨の強度がさほど必要ないと判断し、「余分なカルシウム」を溶かして尿や便と一緒に排泄してしまうのです。飛行士には若くて健康な人が選ばれていましたが、それでも元の頑丈な骨に戻るまでに何年もかかったそうです。

「廃用障害」は、宇宙飛行士のみならず、地上で重力の中で生活している私たちにも起こり得ることです。

骨粗鬆症になれば、漏れたカルシウムが血管に流れて、血管壁にくっつき、動脈硬化の原因になり、腎結石など石灰化の原因にもなると、私は考えています。

便利な生活が「廃用障害」を招き寄せる

寝たきりの患者さんの筋肉は、どんどん萎縮し、脚はどんどん細くなっていきます。関節は硬直するようになり、自由に動かなくなります。そんなふうに劣化していくのです。

心筋が縮むなどのこともおこり、循環系、呼吸系から神経系まで、必要性が薄れるにしたがって働きが鈍くなっていきます。新陳代謝も衰えてきます。

動物の仲間である私たち人間の生きる基本は動き回ることですが、文明が進歩することによって、人間は動き回ることから遠ざかることになってしまったのです。人間が獣を追って野山を走ったり、朝から晩まで畑を耕したりしていたころは、肥満はもちろん、糖尿病や動脈硬化とは無縁だったにちがいありません。

それが、とくにここ1、2世紀の間に、体を動かすことが少なくなり、長時間机に向かったり、テレビや電子機器の前に座ったりすることが多くなりました。

外に出かけるにしても、歩く距離はどんどん短くなり、すぐ電車やバス、自動車に乗ってしまいます。長距離の移動ともなれば、歩くことなどありえず、新幹線や飛行機に乗ります。

私たち人間は文明社会に暮らすようになり、動き回ることを忘れてしまったではないでしょうか。

便利なはずの生活が、筋肉量の減少を招き、老化を加速化し、生活習慣病を招き寄せることにもなっているのです。

運動にはこんなにたくさんの健康効果がある

いま必要なことは、人間の心身の健康に、運動が不可欠であることを、深く理解することです。そして、それを取り戻すことです。

失ってみてはじめてありがたみがわかるのは親の存在であったり、お金であったりしますが、健康もそうです。病気になり、体を自由に動かせなくなってはじめて、そのありがたみが実感できます。でも、それでは悲しいかな、すでに時遅しということでもあります。

そうならないためには、運動の健康効果をはっきりと確認しておくことが必要です。

私の医療体験では主に次のような健康効果が期待できます。

①サイクリックAMPが増加し、体内の糖分が消費されやすくなる

最近の研究で、脂肪分解酵素を活性化させる細胞内の活性物質としてサイクリックAMPが注目されています。運動をすると、この物質が増加し、体内に蓄積された栄

養分がエネルギーとして消費されやすくなります。こうしたサイクリックＡＭＰの働きからも運動が肥満の予防や解消に効果的であることがわかります。

②全身の血管が丈夫になる

動脈も静脈も血管の内壁は血管内皮細胞と呼ばれる細胞で構成されています。この細胞をひとかたまりにすると、肝臓よりも大きいかたまりになるといわれます。

血管内皮細胞はサイトカインという情報伝達物質を出して、さまざまなホルモンの働きや炎症反応に関与し、体の健康もコントロールしているようです。

ところが、動脈硬化や静脈瘤、静脈血栓などによって血管内壁にヘドロ（ゴミタンパク）が付着すると、血流が悪くなるだけでなく、血管内皮細胞の働きも低下してしまいます。

運動をすると、血管のヘドロが掃除されますし、血管細胞内にサイクリックＡＭＰが増加して、細胞が活性化されます。

③心筋が強化され血流が強くなる

心筋梗塞で問題になる心臓の冠動脈へ流れ込む血液量は、脈拍数が安静時の1・5倍くらいになる運動がいいようです。それくらいの運動で心筋がよく働き、冠動脈へ流れ込む血液量がいちばん多くなると言われています。

心臓を動かす心筋を鍛えるにも、血流を強くするにも、それくらいの運動が適しています。

④呼吸筋が鍛えられ肺が強くなる

運動することにより、肺のまわりにある呼吸筋が鍛えられ、肺活量が増大します。

肺そのものも鍛えられて、強く大きくなります。

⑤糖尿病の予防・改善効果がある

糖尿病は、血液中の糖を細胞へ運ぶインスリンが不足したり、十分に作用しなかったりすることで起こる病気です。

運動をしていると、筋肉組織のインスリン感受性が改善し、筋肉はエネルギー源である糖を積極的に取り込んで、効率的にエネルギーに変えます。それにより、インスリンへの依存性が低下して、インスリンをつくる膵臓のβ細胞の負担も低減できます。しかもこの状態は、運動をした日の翌日までそのまま続きます。隔日に運動をしていても、糖尿病の予防、改善効果は期待できるのです。

⑥血圧を低下させる

体に合った運動をしていると、血管が拡張して血圧はいったん高くなりますが、運動後は血圧が前より下がって安定します。運動は、高血圧の治療にも有効なのです。

⑦貧血を改善する

運動は骨髄の造血作用を増大させるので、貧血が改善されます。

⑧ストレスを解消する

ストレスは交感神経の緊張状態が続くことで蓄積されます。運動をして筋肉を動かすと、その緊張が解け、ストレスが軽減して活性酸素の発生も減ります。自律神経のバランスも修正されます。

私は、これらのことにもサイクリックＡＭＰが関与していると考えています。

私が医学博士号を取得したときの研究テーマは「サイクリックＡＭＰと体細胞」に関わったものでした。

理学療法（電気理学療法）で、体は安静状態、筋肉は（医療機器によって）運動している状態をつくります。すると、体内のサイクリックＡＭＰが増加し、臓器や筋肉、骨格などの細胞が活性化することが、私の研究で明らかになりました。

最近の研究では、サイクリックＡＭＰの増加により、細胞の新陳代謝が高まり、有害物質の排泄が促進され、生命維持に必要な体内物質の産生か活発になることも確認されています。

サイクリックＡＭＰは薬物によって増やすことができ、血小板の異常凝集が少なくなり、それによって血栓が取り除かれたという報告も多くなっています。

サイクリックＡＭＰは運動によっても大きくなります。この点でも運動の健康効果は明らかです。

ゆえに大きなストレスがあり、何としてでも解消したいときには、仕事や趣味に「自己陶酔」できるほど打ち込んで、達成したときに「幸せホルモン」を得て、ストレスを吹き飛ばしてください。ミトコンドリアを活性化してください。

7

チョコット運動番外編02

ふくらはぎの筋肉を増強しよう

ふくらはぎの筋肉を増強すると、アキレス腱を守り、偏平足にならない

ふくらはぎの筋肉が衰えると、足首を守る力が弱まり、アキレス腱の負担が大きくなります。アキレス腱は、ふくらはぎの下腿三頭筋と踵骨とを結ぶ腱です。体の中で最も強大な腱でもあります。

アキレスは、ギリシアの二大叙事詩の一つであるホメロスの『イリアス』に登場する俊足の英雄の名です。『イリアス』には、アキレスの唯一の弱点がこの腱であり、この腱に傷を受けて倒れたということが記されていて、そのことからアキレス腱という名称が生れました。

ふくらはぎの筋肉を増強することは、このアキレス腱を守るとともに、足の裏がアーチ状に形成されることにも役立ちます。偏平足いわゆる「べた足」になることを防いでくれます。

だんだん踵寄りになってきている現代人には
つま先立ち運動がとくに大切

私は学生時代に空手をやっていたのですが、空手（に限らず武道）では、足の親指の付け根を、いわゆる拇趾球（ぼしきゅう）と呼んで重視し、ここに重心を置き、「大地を掴め」と教えています。

そのことと関連するのですが、現代人の立ち姿や歩行は、だんだん踵寄りになってきています。そのことにより、不安定になってきています。土踏まずがうまく形成されず、偏平足が増えているようです。なかには足の指が地に着かなくなっている人もいるという指摘まであります（『身体感覚を取り戻す』斉藤孝）。

実際に街を歩いている人を見ていると、踵を引きずるように歩いている人が多いのですが、これは重心が踵寄りになっているためでしょう。重心が拇趾球から踵のほうに移ると、武道でいう「地からの抗力」を掴むことができず、素早い進退も、体勢の転換もできないばかりか、歩行が不安定になり、怪我をしやすくなります。アキレス腱、足首、膝、腰を痛めやすくもなります。

そうならないための運動が、つま先立ちです。つま先立ちも、短時間でできるとても簡単な運動です。屋内ではもちろん、電車を待っているときや、電車のなかで立っているときなどにも、つま先立ちの最初のほう（次々頁の①と②）だけでもやってみましょう。

つま先立ち運動

中高年になると、障害物や溝を飛び越えるといった動作や、ふくらはぎを使うような運動をすることが少なくなって、ふくらはぎの筋肉はどうしても弱くなってしまいます。

ふくらはぎの筋肉を鍛えると、歩くのがリズミカルになりますし、とっさのときの体の動きもよくなります。

そのためにおすすめしたいのが、つま先立ち運動です。社交ダンスをする人のふくらはぎの筋肉が強いのは、つま先をよく使うからです。
ふつうは中高年になると、つま先立ちをすることはほとんどないと思います。
つま先立ち運動は、簡単にできて効果的にふくらはぎを鍛えることができる運動です。

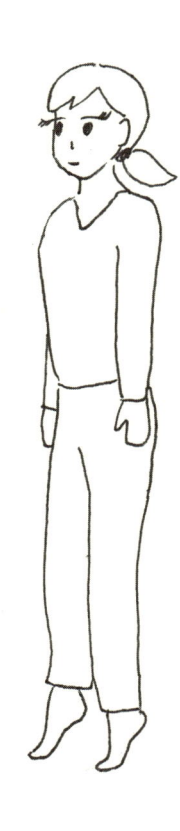

つま先立ち運動のフルバージョン

①、両足を肩幅に開いて立つ。

②、つま先で立つ。このとき、力が小指側に逃げないように、親指側（拇趾球）に力を入れましょう。

踵はできるだけ真っ直ぐ上に上げる。

③、慣れて（筋肉が増強されて）くると、階段など段差のあるところにつま先をかけ、踵をあげるようにしましょう。そうすることで、ふくらはぎの筋肉への負荷を増やすことができます。

④、両足のつま先を上げて踵で立ち、足踏みをする。

⑤、慣れてきたら、つま先を上げて踵歩きをする。このとき、足の指先をできるだけそらせましょう。

⑥、つま先を上げて踵歩きをしたあとは、足先を伸ばして収縮させた筋肉を伸ばすストレッチをしておきましょう。

一日中デスクワークばかりしている方は、つま先を立てて、片足の膝をゆすることもよい運動になるでしょう。

膝の筋肉をつけるストレートレッグレイズ

ヒトが歩くときには、膝に体重の二～三倍の負荷がかかるので、少しの肥満、少しの運動不足でも、膝が痛くなります。

肥満、運動不足を解消するとともに、膝まわりの筋肉を鍛えましょう。膝まわりの筋肉など鍛えようがないと思っている方も少なくないのですが、じつはとても簡単です。時間もさほどかかりません。

①、床や畳、ストレッチマットに座り、両足を真っ直ぐに伸ばす。このときつま先は立てておく

②、右の踵を、左のつま先と同じ高さになるところまで、真っ直ぐ上げる。両足とも真っ直ぐ伸ばしていて、つま先は立てているため、靴を履く足の大きさ分、右足を上げることになります。このとき、右の踵を左のつま先に乗せないようにしましょう。

③、上げた足は五秒ほど上げたまま止めて、ゆっくり下ろす。

④、左右入れ換えて、同じように。

これらの動きを何度か繰り返します。

中高年になると骨の劣化は進みやすくなるので、歩くこと、運動をすることで、骨を強くするように心がけましょう。

8

チョコット運動01

いつでも、どこでも、そのままでどうぞ

チョコット運動は、回数や頻度をご自分である程度決めておかれて、チョコットやっていただく運動です。

あまり運動をしてこられなかった方は、チョコットであっても習慣化されることにより、すぐに物足りなくなるはずです。

そのときには回数を増やしたり、重さを増やしたり、似たような運動できつめにしたりして、負荷を増やしてください。

「1日30秒ほどのスクワット」

きつい筋トレは、腰やひざを痛めるリスクが高まり、意欲を失わせることもあるので、「1日30秒ほどのスクワットがいい」。

そのような内容の『ドクターズスクワット　医者が考案した「30秒で運動不足を解消する方法」』（アスコム）を読みました。著者の吉原潔さんは、日本医科大学卒の医学博士です。

約7割の筋肉のある下半身に目をつけ、30秒であっても乳酸が発生し、「成長ホルモン」の分泌を促進させ、筋肉を増やし、糖や脂質の代謝を促進し、免疫機能や認知機能を亢進させるということで、たった1カ月で、次のような効果があったそうです。

これはおそらく体組成測定で明らかになったものだと思います。

●筋肉量　1・5㎏プラス（46・6㎏→48・1㎏）
●体脂肪量　0・5㎏マイナス（11・5㎏→11・0㎏）

●体脂肪率 1・1％マイナス（18・9％↓17・8％）
●腹囲 2・7㎝マイナス（75・4㎝↓72・7㎝）
●体重 1・1kgプラス（60・9kg↓62・0kg）

筋肉量が増えて、体脂肪量と体脂肪率が減少。脂肪が燃えて、筋肉がついたということです。

振り返れば、私も適度な運動が大切であることを訴え続け、数多くの本を上梓しました。そのうちの多くはベストセラーになり、「Dr．周東の運動は、楽しい運動ばかり」という声もいただいたのですが、「30秒で運動不足を解消」とまでは言いきりませんでした。

本当に「30秒で運動不足を解消」できるかどうか分かりませんが、そのような意見もあるということを知っておかれることは、無駄にはならないと思います。

私は「一回30秒のスクワット」を一日何回も行っています。

そのほか大動脈血栓症を防ぐ目的で、片足の横蹴りを5回ずつ行っています。

片足横蹴りは、体のなかで動かすことがほとんどない部位を動かすことになるので、その部位に悪いものが溜まることを防いでくれます。

身体を痛めず、トレーニングを続ける意欲をなくさない吉原潔博士の「ドクターズスクワット」

吉原潔博士は、「万能といってもも過言ではない筋トレ」として、とくにスクワットを薦めておられます。

スクワットで鍛えられる筋肉は、太もも前の大腿四頭筋だけではありません。太腿（ふともも）裏側のおもに膝関節の屈曲と股関節の伸展を行うハムストリングス、お尻の臀筋、背中の脊柱起立筋という体幹（胴体）の筋肉まで鍛えることができます。

大きな筋肉にはたくさんの小さな筋肉が付いていていて、連動して動くので、スクワットをすることにより、数えきれないほど多くの筋肉を、同時に鍛えることができます。

また筋トレ全般について言えることですが、負荷（荷重を徐々に増やす）が強すぎると、身体を痛めてしまいます。それに、トレーニングを続ける意欲がなくなってしまうことにもなりかねません。

そこで吉原潔博士が開発されたのが、「ドクターズスクワット」の「逆スクワット」です。

実践！「逆スクワット」

①しゃがむ。

足を肩幅に開きます。

つま先をやや外側に向けます。

両腕を前に伸ばして、両手のひらは下にして重ねます。

※手のひらはどちらが上でもかまいません。

背筋をまっすぐにします。

口から息を吐きながら立ち上がります。

②立つ
胸を軽く前に突き出します。

目線はまっすぐ前に向けます。

鼻から息を吸いながらしゃがみ込みます。


30秒間で、①と②をくり返します。

30秒間で何回やるかにこだわる必要はありません。リズミカルにくり返すと10回程度になります。

1日1回行うことを目標にしましょう。

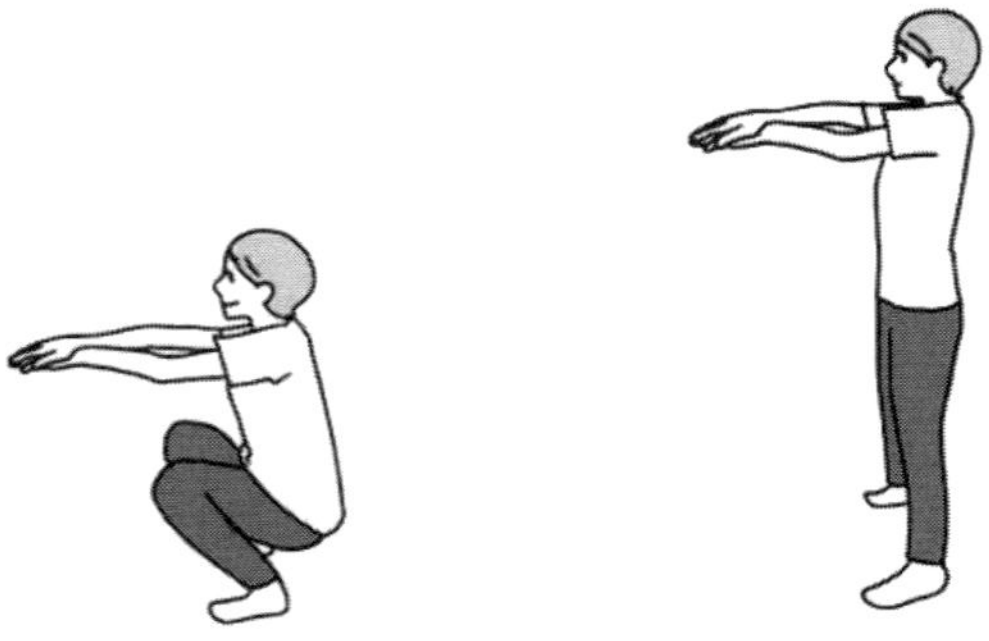

出所：『ドクターズスクワット 医者が考案した「30秒で運動不足を解消する方法」』©東洋経済オンライン

30秒で効果があるのか。そう思われるかもしれませんが、血糖値や体脂肪率が下がり、体形が変わってきます。

そのように、吉原潔博士が『ドクターズスクワット　医者が考案した「30秒で運動不足を解消する方法」』（アスコム）のなかで述べておられます。

私はこれまで、さまざまな運動療法を開発し、患者さんにお教えしてきました。いずれの運動療法も、それぞれ効果をあげることができ、そのことが自信につながり、さらに私の医学理論を深めることになりました。

今回、吉原潔博士の「30秒で運動不足を解消」という視点をとりいれて、さらに運動療法の効果を高め、運動療法の理論を深めていきたいと願っております。

「逆スクワット」は、よくできたトレーニング方法ですが、少し付け加えたくなりました。③として、書いておきます。

③肛門を締める
深くなく、少しだけしゃがむ
立ち上がる時に、肛門を締める

これだけのことですが、肛門の運動になります
痔の予防
脱肛の予防
排泄することにも役立ちます

やっている方は、1セット5回くらいがいちばん多いようです。高齢者や1セット10回がきついと感じられる方は、軽く5回で十分です。余力を残しておくと、次の動作が可能となります。一日に何セット何回でもいいのです。いつでもできますので、お好きな時に、お好きな回数で。

9

チョコット運動02

身体全体の七割をしめる足腰を鍛える

足腰を鍛えるスクワットの妙味

骨格筋は、身体全体にまんべんなくついているのではなく、足腰に集中しています。「老化は足腰から」と言われるのはそのためであり、最も効率よく筋肉量を増やすことができるのは足腰です。

足腰の筋肉量を増やす最も確実で簡単な運動は、膝を曲げ伸ばしするスクワットです。吉原潔博士が開発されたのは「逆スクワット」であり、通常のスクワットは、次のように行います。

肩幅よりやや広めに足を開いて、背筋を伸ばしたままゆっくり太股が水平になるまで腰を下ろし、そのあと元の位置にまで腰を上げる。イラストは、太股が水平よりも下になるまで腰を下ろしていますが、だいたい水平くらいでいいでしょう。

この動作を繰り返すことがスクワットであり、この運動をやったことのある人は多いはずです。しかし、このやり方は三〇歳代からせいぜい四〇歳代までのものです。

五〇歳を過ぎた方は、少し膝を曲げる程度で十分です。

年齢にかかわらず、足腰の弱い方は、椅子を使いましょう。椅子に手をつけて、十分に安定性を保って行うのが椅子スクワットです。

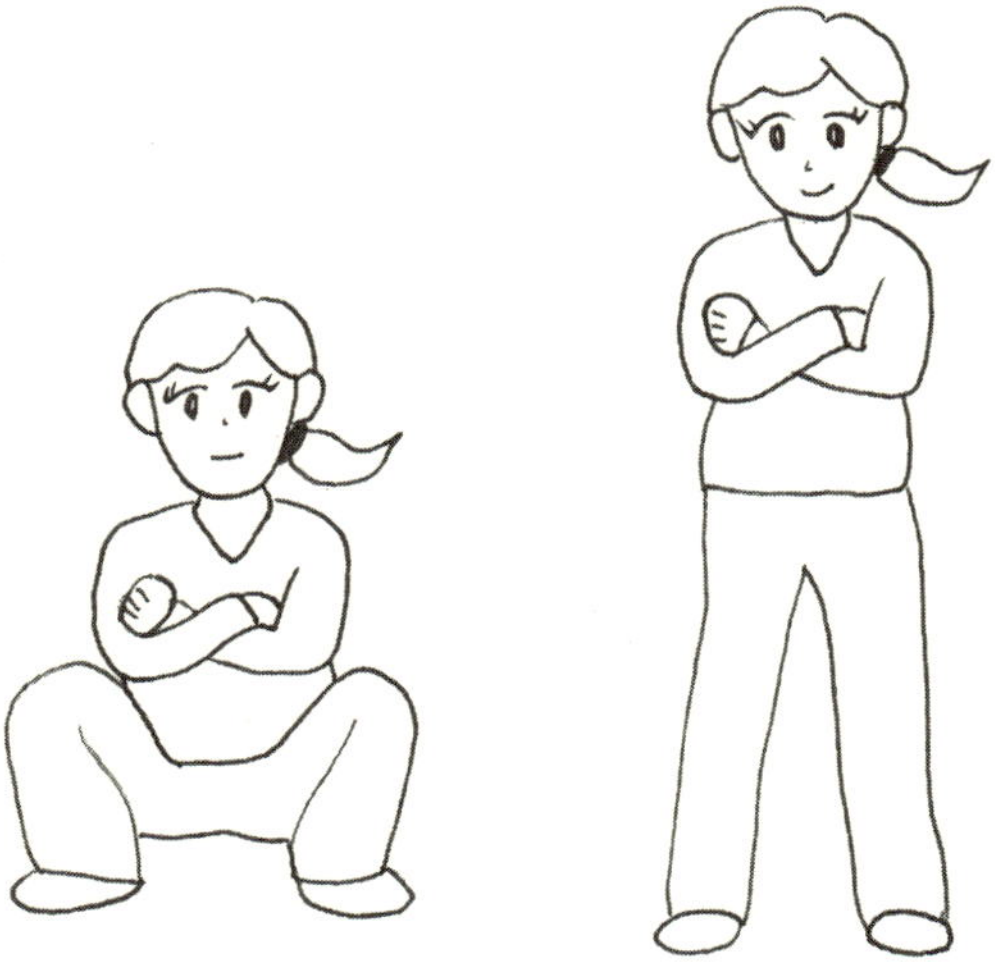

踵は床につけたまま

運動については、一般的には週に二、三回と言われていますが、私は毎日行った方がよいと指導しています。筋繊維が切れるほどの激しいトレーニングをするときには、筋繊維が修復されるのを待つべきですが、若さと健康の維持のための本書で奨めている運動の大半は、毎日行っても差し支えないので、きついと感じられるものは除いて、できるだけ毎日行ってください。

ちなみに筋繊維の修復にかかる時間は、48時間と言われています。

奥深いスクワット

スクワットは、やりかたそのものは簡単ですが、キチンとやるとなると、相当に奥の深いトレーニングです。

動作のポイントを記すと、次のようになります。

①、両足を肩幅に開いて立ちます。背筋を伸ばして真っ直ぐに立ち、足先は少し外

側に開いておきましょう。

②、右膝を右足の親指方向、左膝を左足の親指方向に向けて、太股が地面と並行になるまで（水平になるまで）膝を曲げます。

このとき両膝とも足先よりも前に出ないようにしましょう。膝小僧が、両足の指先を結んだ線よりも前に出ないようにし、両膝が内側に入らないようにもしましょう。

無意識に膝を曲げると、だいたいが両膝とも足先よりも前に出ます。両膝が足先よりも前に出ないように膝を曲げると、お尻が後ろに突き出たような感じになります。

両膝が足先よりも前に出ないようにすることは、とても大切なことですが、だからといって足先をじっと見てはいけません。そのようにして、下を見ながらスクワットを繰り返すと、腰を痛めることもあります。真っ直ぐに前を見て、視線を落とさないようにしましょう。

繰り返す回数は、最初のころは5回を1セットとして、徐々に増やしていきましょう。筋肉疲労させなければ、同日に何回も繰り返しできます。

③、膝が痛い人は、椅子を用意して腰掛け、その状態から立ち上がりましょう。膝を曲げるときも椅子を利用し、真っ直ぐに立った位置から、ゆっくり膝を曲げて椅子に腰掛けます。

膝を曲げている途中で、膝が痛くなったり、つらくなったりしてときには、その時点で椅子にお尻を下ろしましょう。どんなときもけっして無理をしないことが大切です。

できるところまでを繰り返し行っていると、いつのまにかできなかったことができるようになるものです。

膝が痛いから、太股の筋肉がかなり低下しているから、いたわる、運動をしないということであってはいけません。膝が痛い、太股の筋肉がかなり低下しているということの多くは、運動不足が原因です。

そのため、身体のいたわりを優先し、運動をしないようにするということは、膝が痛くなり、太股の筋肉が低下する原因を増強していることにほかなりません。

椅子スクワット

スクワットには、椅子を使って、ゆっくり膝を曲げ伸ばしする「椅子スクワット」もあります。

背筋を真っ直ぐに伸ばすことと、膝が足先から出ないようにする2つ

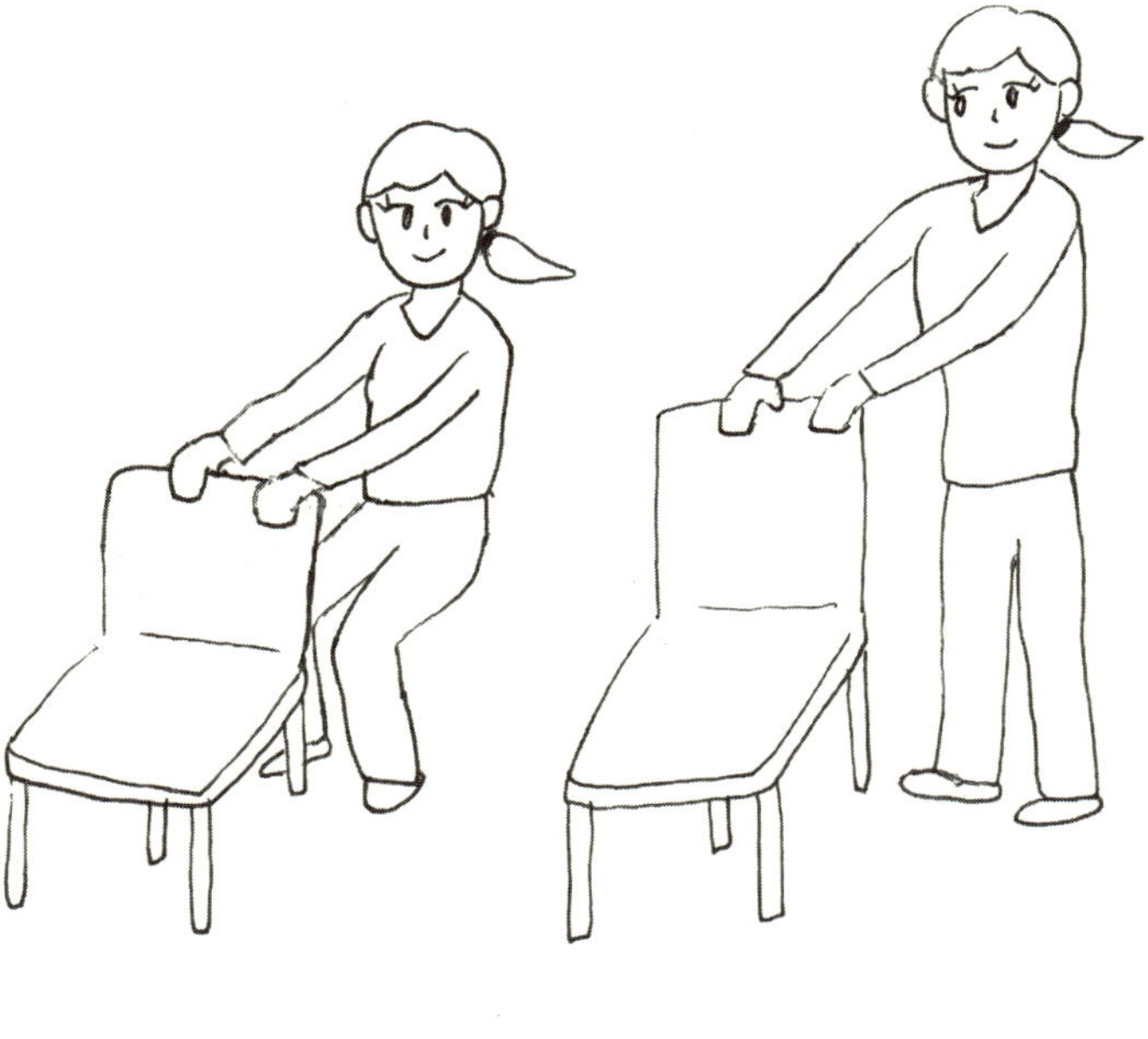

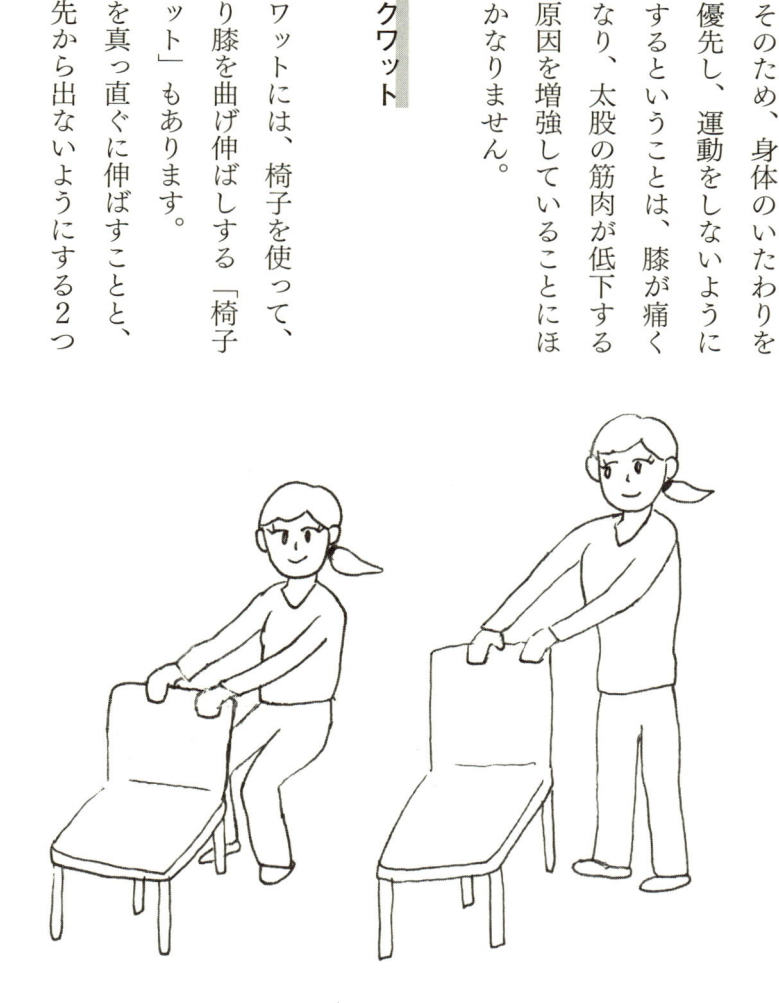

がポイントになります。

バランス立ちも下肢のパワーアップになります

椅子スクワットが難しければ、「バランス立ち」をやってみましょう。

①、右足に体重をゆっくりとかけ、体をなるべく右に倒します。
無理をしないで、できる範囲で。

②、左足はつま先を床につけたままで。
その姿勢を30秒ほどキープしましょう。

③、体勢を戻したら、反対側も同じように行います。

ちなみに、毎日同じくらいの時間に筋トレを行うと、生体リズム（体内時計）が整えられます。

そのことにより、若返りホルモンの分泌が促されるので、若返り効果も期待できます。

筋トレを継続して行うと、基礎代謝が上がり、太りにくくもなります。

筋トレも「継続が力なり」です。

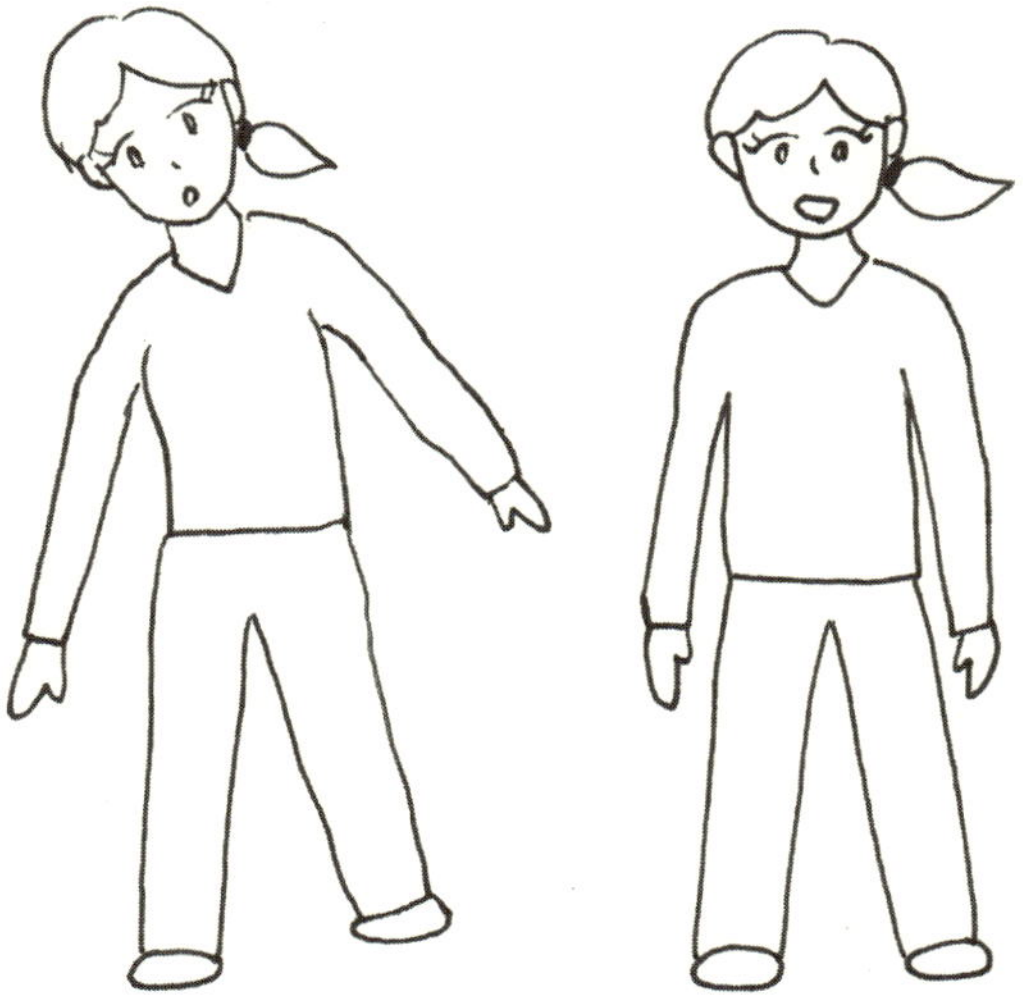

膝の屈伸運動だけでも

体重が60キロの人が歩くとき、膝には120キロから180キロもの負荷がかかります。体重の2倍から3倍もの負荷がかかるのです。

5キロ太ると、歩くたびに10キロから15キロもの負荷増となるわけですから、うかうか太ってはいられません。たとえ少しの肥満でも、膝は悲鳴をあげているに違いありません。

中高年になると、大半の人が中年太りとともに、膝まわりの筋力が低下してきます。膝への負荷が増えて、膝まわりの筋力が低下するので、膝としては悲鳴をあげるしかなく、膝が痛くなるのです。

膝が痛くなった人は「膝など鍛えようがない」思い込みがちですが、膝まわりの筋肉を鍛える方法はあります。とても簡単に、短時間で鍛えることができます。

中腰で歩くだけも大きな効果

腰の位置を下げて中腰になり、そのまま歩くだけです。頭の高さ、腰の高さを変えずに歩きましょう。相当にきついですよ。

これだけで膝まわりの筋肉を鍛えることができます。

マラソンやランニングをしている方のなかにも、普段のトレーニングに、中腰歩きを取り入れている人がいるそうです。

走るという行為は、歩く以上に体重を支える筋肉に負荷をかけます。体重を支える筋肉に大きな負荷をかけても、マラソンやランニングをしている方は平気でしょうが、それが長時間続いたり、何度も続いたりすると、とくに膝関節が故障に繋がる危険性があります。

そこで、下半身強化の筋力トレーニングとして、中腰歩きを取り入れているのでしょう。

中腰歩きのやり方は簡単です。

①、足を肩幅に広げて立ち、背筋を伸ばしたまま腰を落とします。中腰になるわけです。

②、中腰のまま10歩くらい歩き、膝を伸ばして立ちます。これを何度か繰り返します。

③、慣れてくると、前向きに歩くだけではなく、後ろ向きに歩いたり、横向きに歩いたりしてもいいでしょう。膝まわりの筋肉の強化はもちろん、太ももやお尻の引き締め効果にもなります。

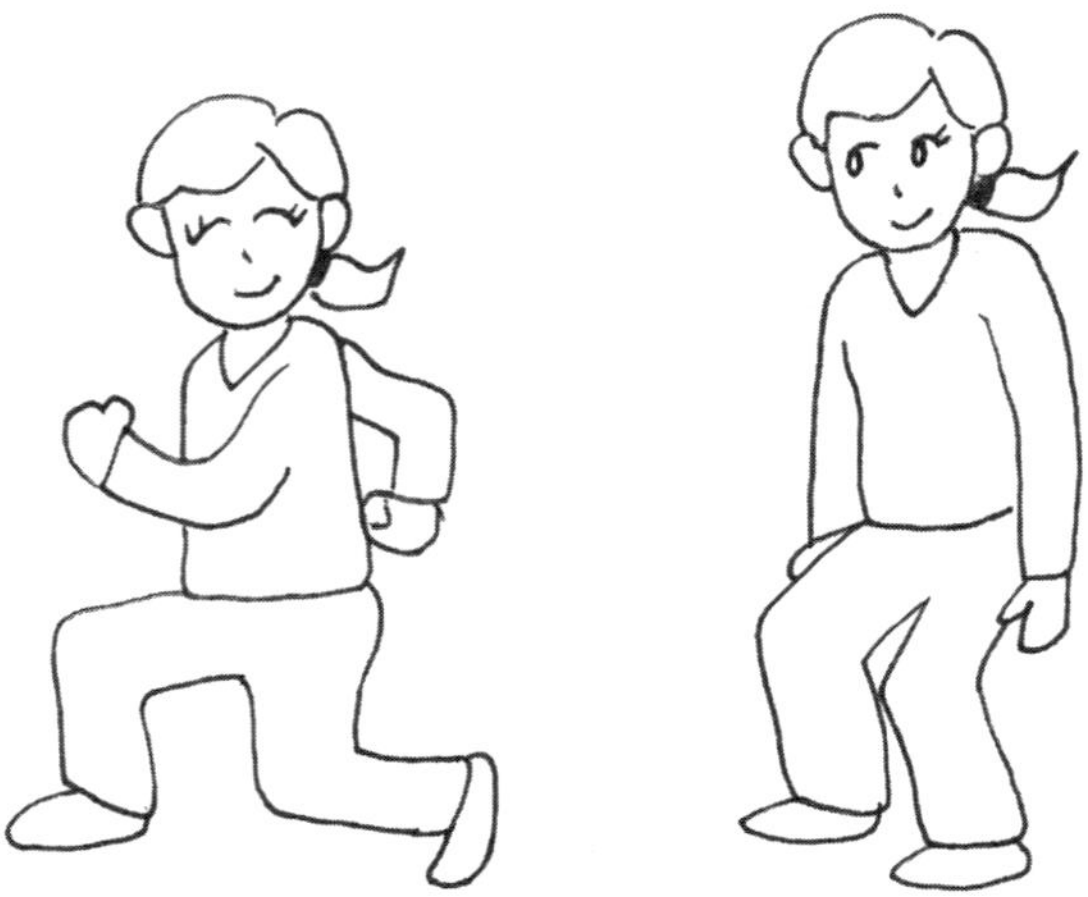

膝の筋肉を鍛える屈伸運動

膝の筋肉を鍛える屈伸運動①

①、両足を肩幅くらいに開いて立ち、片方の手をテーブルや椅子にかけます。

②、その状態からゆっくり腰を落とし、しゃがみ込みます。

③、しゃがみ込んだ姿勢を1、2秒キープし、立ち上がります。

この動きを繰り返します。

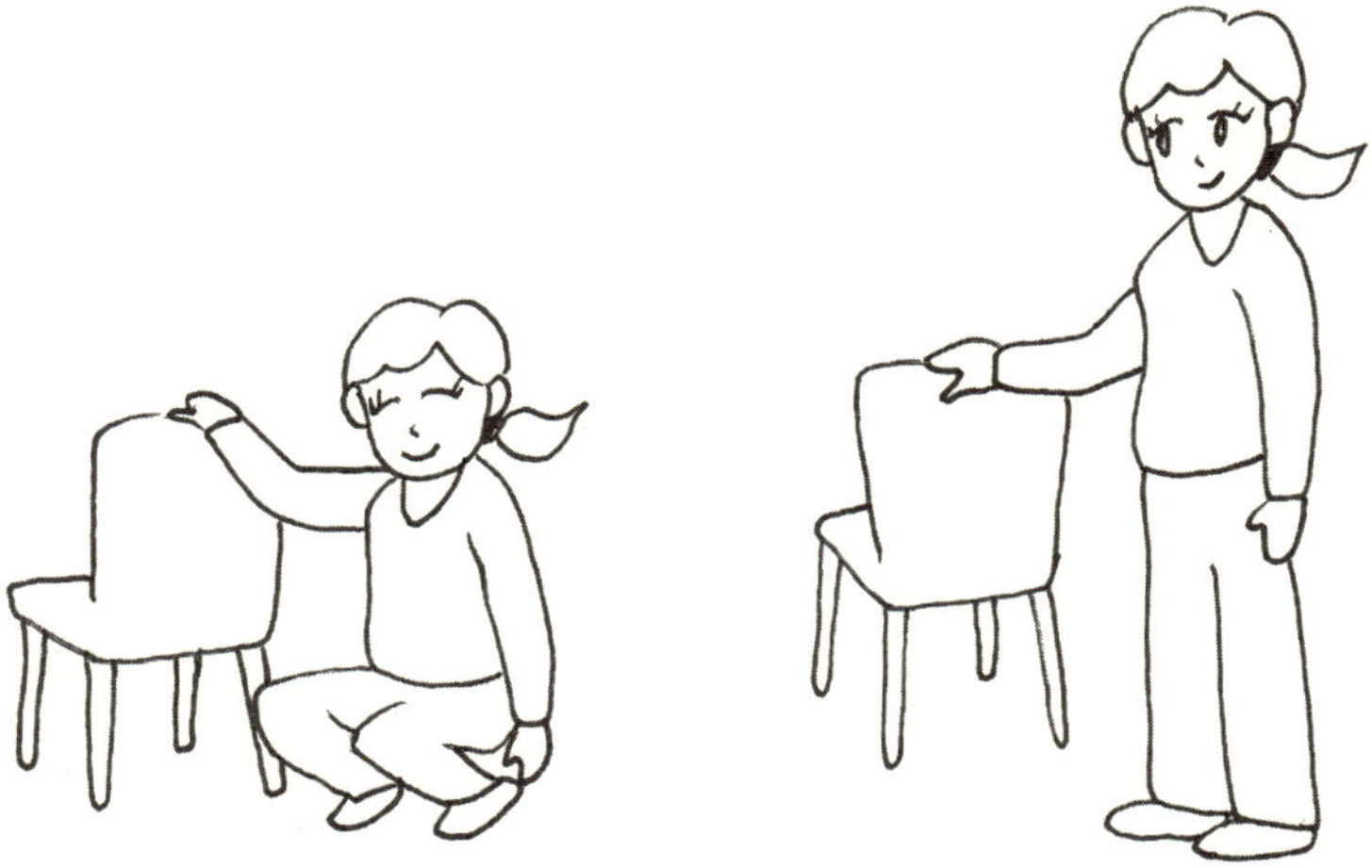

膝の筋肉を鍛える屈伸運動②

屈伸運動①ができたかたは、こちらの屈伸運動②もお試しください。

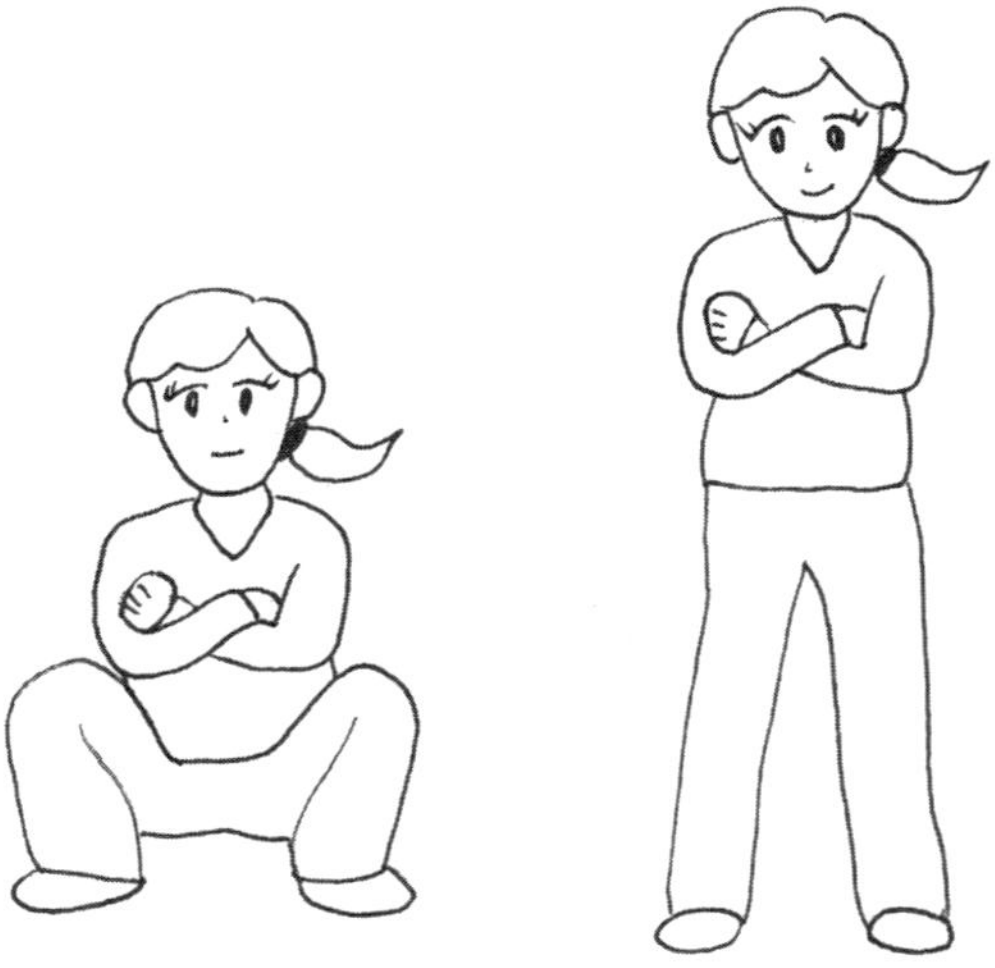

踵は床につけたまま

踵の持ち上げ運動

座って踵を持ち上げるだけでも、膝まわりの筋肉を鍛えるいい運動になります

①、床や畳、ストレッチマットなどの上に座り、両足を真っ直に伸ばします。
このときつま先は上に向けて立てておきましょう。

②、その状態からゆっくり腰を落とし、しゃがみ込みます。
右足の踵を左のつま先と同じ高さになるところまで上げましょう。
そのままの状態を5秒ほどキープにし、ゆっくり下ろしましょう。

③、左足の踵を右のつま先と同じ高さになるところまで、

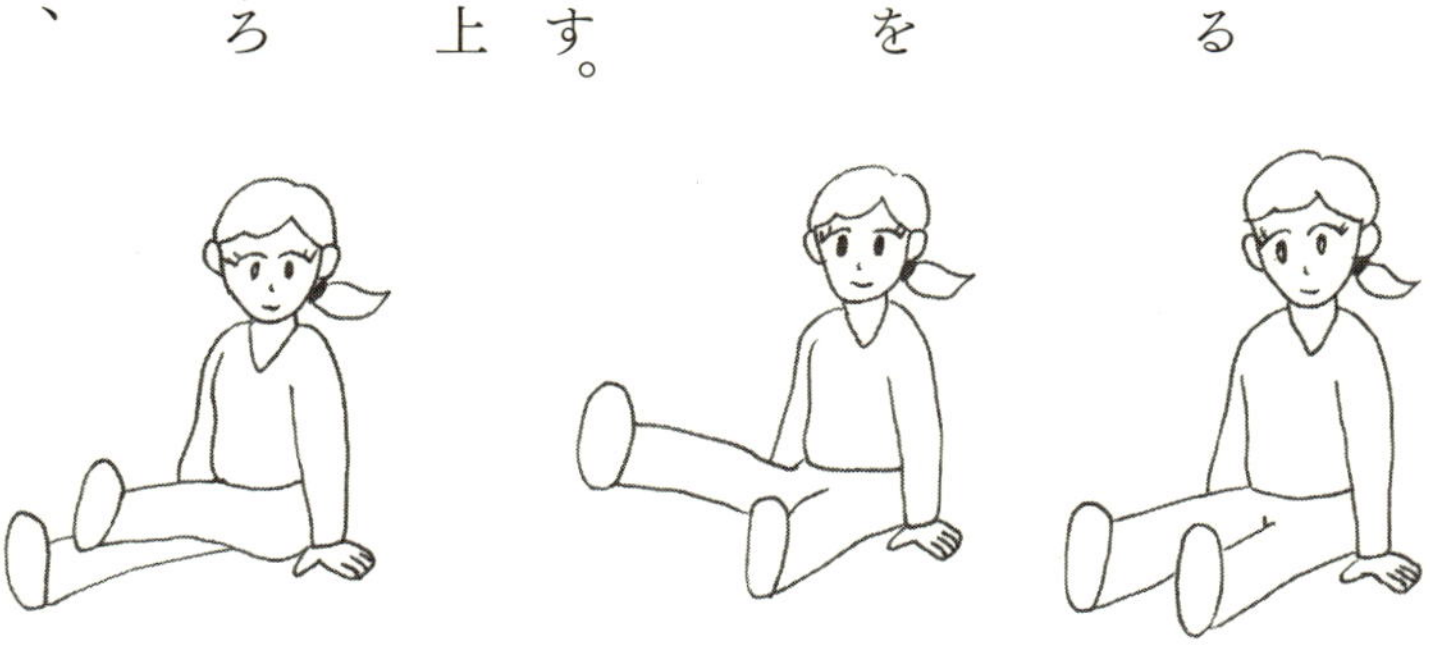

真っ直に上げましょう。そのままの状態を5秒ほどキープにしてから、ゆっくり下ろしましょう。

肥満解消には「骨盤スクワット」

足腰の筋肉を増強するとともに、肥満も解消したいという人は、「骨盤スクワット」に挑戦してみましょう。この「骨盤スクワット」だけで二、三ヵ月で数キロ体重を落とすことができた方（女性）もおられます。

「骨盤スクワット」は、腹腔内の筋肉を活性化し、腸間膜の貯蔵油脂の代謝をはじめ、腸全体から身体全体の代謝を高めるので、それくらいの効果を期待することができます。

①、両足を肩幅に広げて背筋を伸ばして真っ直ぐに立ちます。
つま先はできるだけ外側に向けます。いわゆる「がに股」になります。

②、その姿勢のまま45秒かけて、ゆっくりと腰を落としていきます。通常のスクワットはお尻が地面と並行になるまでですが、お尻を落とせば落とすほど、深く曲げれば曲げるほど、太股などに負荷がかかることになります。最初は無理をしない程度にとどめておいて、慣れる（筋肉が増強される）にしたがって、深く曲げるようにしましょう。

③、できるだけお尻を落としたあとは、15秒かけて腰を元の位置に戻しましょう。45秒かけて落とし、15秒かけて戻す、これを繰り返しましょう。

④、「骨盤スクワット」には、足幅を肩幅より広くとり、つま先をできるだけ内側に向けるというやり方もあります。
「がに股」で行った後、「内股」で行うということです。

そのほかに「足幅は肩幅」で、「つま先は内側に向け」（内股になる）、お尻を突き出さないように、15秒かけてお辞儀をするように上半身を前に倒すというのもあります。

10

チョコット運動03

上腕を鍛える金字塔「腕立て伏せ」

「腕立て伏せ」は腰を痛めないように

両手、両膝をついた「腕立て伏せ」は、よく知られています。

両手、両膝をついての腕立て伏せは、女性。

両手、両足をついての腕立て伏せは、男性。

そのように思っている人も多いようです。

両手、両足で腕立て伏せを行った方が、強度は上がりますが、それは腰を痛めやすいということにもなります。

背中を反らせるなどのことがあると、腰を痛める確率がさらにアップします。

そこで、「腕立て伏せ」を初めておやりになる方は、「両手、両足をついて」はもちろん「両手、両膝をついて」よりも、腰を痛めにくい「腕立て伏せ」を、ご紹介しましょう。

それは、「カベ腕立て伏せ」です。

「カベ腕立て伏せ」は、壁に手をつき、腕を折って上体を壁に近付けるというものです。

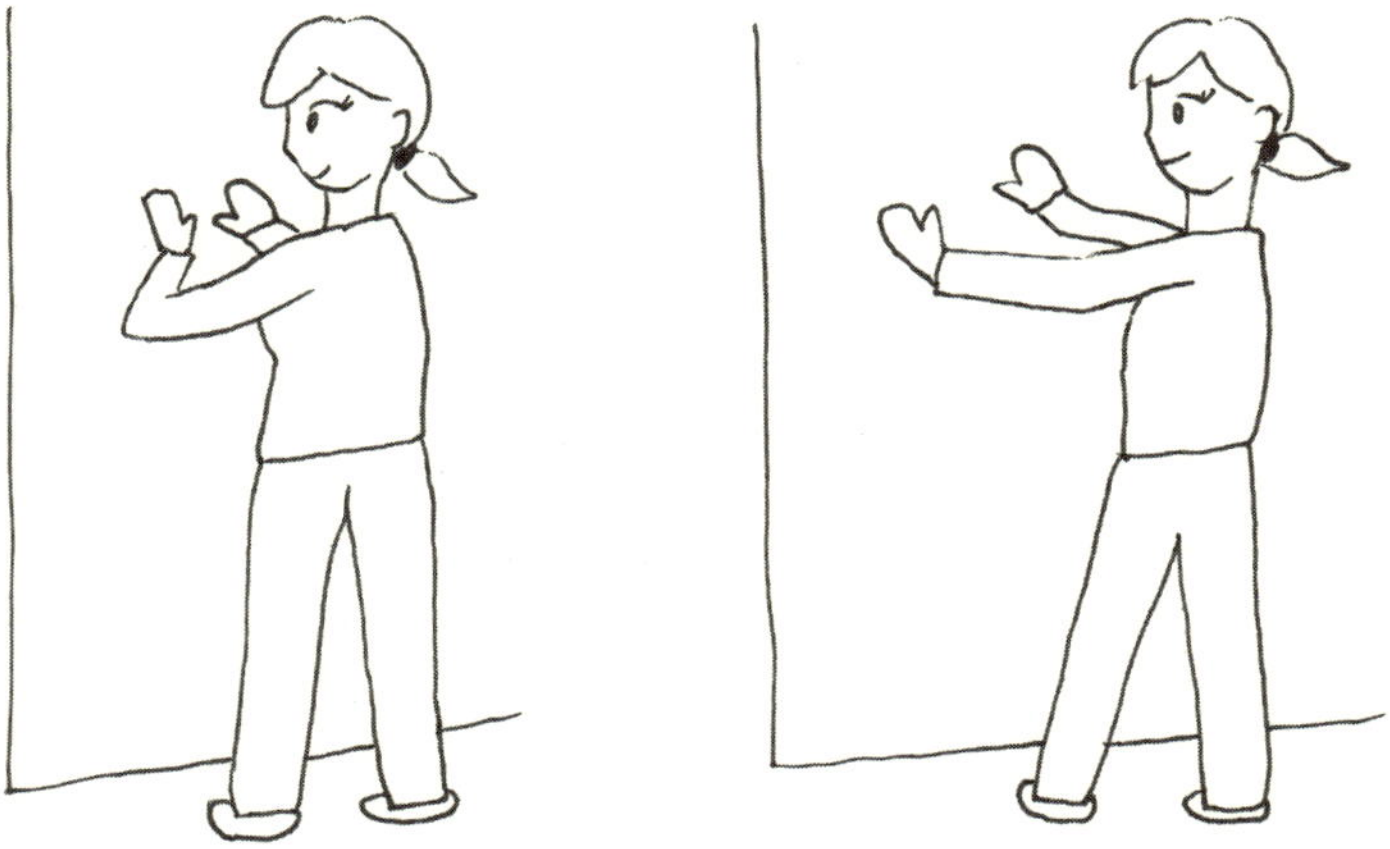

両手、両膝をついての腕立て伏せ

「カベ腕立て伏せ」あるいは「机腕立て伏せ」「ソファ腕立て伏せ」が十分にできるようになり、どうにも物足りないとなったときには、「両手、両膝を床についての腕立て伏せ」にお進みください。

「両手、両膝をついての腕立て伏せ」が十分にできるようになり、どうにも物足りないとなったときには、「両手、両足をついての腕立て伏せ」にお進みください。

ただし、最終目標は「両手、両足をついての腕立て伏せ」だとする必要はありません。「カベ腕立て伏せ」で留まってもいっこうに差し支えありません。大切なのは、少しずつ、徐々に増やすことです。

1セット5回ならば筋肉疲労があまりなく、あっても筋肉の回復が早いので、短時日に繰り返しやれます。

「両手、両膝をついての腕立て伏せ」については、以下のようにやりましょう。

①、両膝をついた姿勢で、両手を肩幅に開いて床につける
②、両膝はそのままで、両肘を曲げて上半身を下げる
③、元の姿勢に戻る
最初は10回を目標に行いましょう。

慣れてくると、10回を1セットとして、セット回数を増やしましょう。


強度のアップには、お尻を上げて、三角形をつくるような姿勢で（背中を反らせることの反対）で、腕立て伏せを行う。

少し高いところに足をおいて、「両手、両足をついての腕立て伏せ」を行う。

卓椅子などに足をおいて、「両手、両足をついての腕立て伏せ」を行う。

などがあります。

昼間にしっかり身体を使うと、夜はぐっすり眠れる

加齢に伴って睡眠時間が短くなるとともに、睡眠の質が低下し、ぐっすり眠れなくなります。まわりの人たちを見ると、実際にそのとおりかもしれませんが、加齢が原因であるとするのは、いささか早計です。

世の中には、歳をとってもよく眠ることが出来る人もいます。数は少ないのですが。歳をとっても熟睡できている人の多くは、運動をする習慣のある人や仕事で体を使っている人たちであることが多いようです。

私の場合、休日にゴルフをした日は、当然のことながらよく眠れるのですが、練習場でほんの一時ほど練習しただけでも、その夜は熟睡できます。熟睡と日々の運動量には密接な関係があるということでしょう。加齢に伴って熟睡できなくなるのは、きっと加齢に伴って日々の運動量の減る人が多いからでしょう。

日々の運動量の減少は、ほとんどのケースで加齢と軌を一にしているため、加齢に伴って運動量が減少することによって、筋肉量が減少し、ぐっすり眠れなくなるとい

うことが言えるのでしょう。

加齢→運動量の減少→筋肉量の減少→ぐっすり眠れなくなる
運動量を増やす→筋肉量の増加→熟睡（ぐっすり眠れる）

運動には発熱の作用もあるので、運動をすると体温が上がり、新陳代謝が活発になります。運動をすると、身体の末端にまで酸素と栄養を送ろうと心臓が活発に活動をして、血流がよくなります。血流がよくなるということは、筋肉、骨、関節のみならず、内臓のすべてが活発に活動するようになるということです。

体温が上がり、血流がよくなり、新陳代謝が活発になり、内臓の働きもよくなるということは、その分疲れも出てくるということです。筋肉、骨、関節、内臓まで、まさしく全身が疲れるわけです。

その疲れが、質のよい睡眠をつくりだすのです。

若いころに、昼間に疲れが出るくらいにしっかりと身体を使って、ぐっすり眠るということを、習慣にすることが大切です。

そうすると、中年になっても、高齢者になっても、昼間に疲れが出るくらいにしっかりと身体を使うでしょうし、疲れをとるためにぐっすり眠ることができるということです。

不眠症の方には、私が処方するオイル、クリームがあります。運動後、お風呂の後、寝る前に、私が処方するオイル・クリームを、耳の後ろ、首、両肩、背筋、前胸部につけておけば、清涼感によって深く眠りやすくなります。

11

チョコット運動04

体幹を鍛えて身体の軸をしっかり

「足をフレックスに！」とは、足首を「曲げる」こと

私は、子供たちがクリニックを手伝うようになってくれてからは、トレーニングをする時間が増えました。

そこで目標を作りました。それは「ゴルフをきわめる」です。そのためもあって、身体の軸をしっかりさせる努力をしています。

ふくらはぎの筋肉をつける運動も膝の筋肉をつける運動も、つま先を立てるという動作を伴います。

スポーツクラブでのエアロビクスでも、つま先を立てる（上げる）という動作をさせることが多いのですが、エアロビクスのインストラクターは、「つま先を立てて！」とは言わずに、「足をフレックスに！」と言うはずです。

フレックスとは、曲げる、畳むという意味であり、「足をフレックスに！」というのは、足首を「曲げる」という意味です。

足首を「曲げる」とつま先を立てることになります。足のつま先を立てれば、足首は自然に曲がります。

足首を曲げる、つま先を立てることは、とても簡単なことですが、これを一日に30回ほど行うことによって、足首、膝、ふくらはぎの筋肉量の減少・老化を、かなりの程度食い止めることができます。

「閉眼片足立ち」もお勧めです

「閉眼片足立ち」は、身体の軸をしっかりさせる運動として、よく知られています。

身体の軸は、背骨がしっかりすることによって保たれます。背骨をしっかりさせるためには、上半身と下半身とが、しっかり結びつけられていなければなりません。

「腰痛になるのは、上半身と下半身とに分れているヒトの宿命だ」という声もありますが、上半身と下半身とに分れているヒトが、みんな腰痛になるわけではありません。

「歳をとると腰にくる」ともよく言われていますが、高齢者のすべてが腰痛になるわけではありません。

身体の、それこそバックボーン（＝背骨。精神的支柱）である背骨は、深部筋によって支えられています。そして、ヒトの上半身と下半身とは、おもに大腰筋（だいようきん）、腸骨筋（ちょうこつきん）によって結びつけられています。

ですから、上半身と下半身をしっかりとつなぎ、身体全体をしっかりと支え、腰痛にならないようにするためには、深部筋を鍛えればよい、特に大腰筋、腸骨筋を鍛えればよいということになります。

腸腰筋（ちょうようきん）という言葉もよく聞かれるが、これは腸骨筋と大腰筋のことです。

①、自然なかたちで立って、目を閉じる

②、左足を上げ、バランスが崩れるまで立ち続ける

③、右足を上げ、バランスが崩れるまで立ち続ける

「閉眼片足立ち」は、これを4、5回繰り返します。

ポイントは、バランスが崩れたからといって、すぐに足をつかず、できるだけ頑張り続けることです。

そのことにより、背骨を支える深部筋、上半身と下半身とをつなぐ腸骨筋と大腰筋を鍛えることができます。

大腰筋、腸骨筋を重点的に鍛える運動

大腰筋、腸骨筋ともに短い筋肉であり、この二つの筋肉を重点的に鍛えることも、難しいことではありません。

仰向けに寝て膝を立て、胸の方に引き上げ、ゆっくり下ろし、両足を右に倒し、次に左に倒せばよいのです。

この運動は、二つの運動を組み合わせているので、別々に行うこともできます。しかし、両方とも簡単な運動なので、組み合わせて行ったほうがいいでしょう。

①、仰向けに寝て、膝を立てます。
②、お腹をへこませて、腰の下に空間ができないようにします。
③、腰の下に空間がない姿勢を保ったまま、骨盤を下に押しつけます。
④、両足を胸の方に引き上げます。このとき足だけを動かすのではなく、腰の付け根から動かすようなイメージで行ってください。
⑤、足を元に戻す（仰向けに寝て膝を立てた状態）

以上が、大腰筋、腸骨筋を重点的に鍛える運動の一つであり、もう一つの運動を組み合わせてやるときには、次のように行います。

①、仰向けに寝て、膝を立てます。
②、お腹をへこませて、腰の下に空間ができないようにする。
③、腰の下に空間がない姿勢を保ったまま、骨盤を下に押しつけます。

ここまでは同じです。

④、両膝を揃えたまま（できるだけくっつけるようにして）、右に倒します。床につくまで倒すことができないときは、倒せるところまで。

⑤、倒せるところまで、右に両足を倒したところから、両膝をできるだけくっつけて（膝を揃えて）、元の位置に戻します。

⑥、両膝を揃えたまま（できるだけくっつけるようにして）、左に倒します。床につくまで倒すことができないときは、倒せるところまで。

⑦、倒せるところまで左に両足を倒したところから、両膝をできるだけくっつけて（膝を揃えて）、元の位置に戻します。

12

チョコット運動05

その場で思いっきり力を入れるアイソメトリック運動

「筋肉量を増やす」「筋力をアップする」とは、筋繊維を太くすること

筋肉については、「筋肉量を増やす」「筋力をアップする」などとよく表現されますが、筋力トレーニング（筋トレ）を行っても、筋肉の数が増えるわけではありません。「筋肉量が増えた」「筋力がアップした」ならば、それは筋繊維が太くなったということです。

運動などによりある程度の負担がかかると、筋繊維が切れます。切れた筋繊維は、2時間後にはつながるという説から、再度つながるまで48時間近くかかるという説まであります。私は48時間のほうを支持しています。

筋繊維の部位によっても異なるのでしょうが、筋肉痛が起きるくらいまでの筋トレを行ったときには、次の「強い負荷」をかけるトレーニングまで、48時間以上あけたほうがいいでしょう。

ほぼ毎日トレーニングをしているボディビルダーは、身体全体の筋肉をいくつかに分けて、順番にトレーニングをしているようです。毎日、同じ筋肉を鍛えたりはして

いないようです。

筋繊維は切れやすく、プロ野球のピッチャーが一球投げると、5本もの筋繊維が切れるという説もあります。

重要なのは、その切れた筋繊維が修復されるときです。切れた筋繊維が修復されると、切れる前よりも太くなるのです。筋繊維が負荷に対応して、二度と切れないように自己修復したということです。

筋トレの基本は、修復するたびに太くなるという筋繊維の性質を利用したものです。筋繊維を切っては太くするということを繰り返して、筋繊維を太くしていっている、筋肉量を増やし、筋力アップしていっているのです。

そのためにも、空腹時にタンパク質を摂る「新生活習慣」を実行しましょう。

野球選手は、筋肉を修復するために、ゆで卵をたくさん食べているようです。しっかり運動をすれば、多く食べてもよいのです。

短時間の手軽な運動で、見違えるほど筋肉がつく

赤筋（遅筋）、白筋（速筋）と呼んでいるものは、正式には赤筋繊維（遅筋繊維）、白筋繊維（速筋繊維）です。白筋繊維（速筋繊維）には二つのタイプがあり、そのうちの一つは中間筋とも呼ばれています。

赤筋繊維（遅筋繊維）を強化肥大させるには、強い負荷をかけずに回数を多くトレーニングをします。白筋繊維（速筋繊維）を強化肥大させるためには、回数は少なくてもよいから強い負荷をかけたトレーニングを行えばよいということになっています。

その筋繊維の部位に「強い負荷」であるか否かは、そのトレーニングを何回できるかが目安となります。例えば、10キロの鉄アレーを持ち上げてみて、何度でも（目安としては十数回以上）持ち上げることができるようであれば、それは「強い負荷」ではないということになります。

七回（これも一応の目安）続けて持ち上げることができなければ、それは「強い負

荷」のトレーニングだとみてよいでしょう。

また筋肥大を起こすのは、おもに速筋繊維です。一般的にマラソンランナーの脚は細く、短距離スプリッター（短距離走者や短距離泳者）の脚が太いのは、そのためです。

本書で延べている「運動」は、運動する習慣があまりない人のためのものなので、「運動することにより筋肉量が増える」と、ご理解いただければ十分です。

運動する習慣があまりなかった人が、ほんの少し本書でご紹介している「短時間に、手軽にできる運動」を行うと、数ヶ月で見違えるほど筋肉がつくはずです。

無酸素運動により、白色筋肉が赤色筋肉に変わる

有酸素運動を行うことによって赤い柔らかい筋肉を増やすと、グリコアルブミンの消費が高まります。

筋肉に力を入れて、数秒間持続すると増える無酸素運動は、ミオグロビンの働きを

活発にし、筋肉に酸素を運び与えることになることは、すでに生理学で確認されています。

無酸素運動をしたとき、ミオグロビンは初めて酸素を手放し、酸素を多く必要とする筋肉に与えるのです。

その瞬間に、ミトコンドリア系子エルギー生成のエンジンが点火され、ミオグロビンが刺激され、量を増やし、白色筋肉が赤色筋肉に変わるのです。

力こぶの筋肉「上腕二頭筋」を鍛えるパームカール

右手首に左手を当て、下に押します

右手首は、押し下げられないようにします。右肘の角度を保ちます

右手首と左手が押し合うようなイメージで互いに頑張ります

10秒間ほどキープし、左手首に右手で、同じように行います

下半身全体を刺激するウォールシット

お尻の大きな筋肉である大臀筋と、太ももの大腿四頭筋を強化する運動です。
呼吸を止めないで行ってください。

壁に背中をつけます。
足は肩幅に開き、前へ出します。
太ももが床と平行になるところまで、膝を曲げます。
膝の関節が90度になったところで、20秒間ほどキープします。

アイソメトリックトレーニングは、自分の意識によって強度が変わります。思いきり力を入れ続ければ負荷は高くなり、手を抜くと負荷は低くなります。
効果を高めるためには、全力で行う必要があります。

13

毛細血管がゴースト化し ついには消えていく

●●●●●

毛細血管は、運動によって増やすことができる

人の身体の全血管を100とすると毛細血管は95から99を占めています

毛細血管は、頭髪の10分の1ほどの細い血管です。そのため、微々たる存在であるかのように思われがちですが、そうではありません。

毛細血管は、人の身体の全血管の95～99％を占めています。静脈、動脈は太い立派な血管なのですが、じつは身体の全血管の1％から5％ほどにすぎません。

「全血管の95～99％を占める毛細血管」ではありますが、ずうっとその状態を維持し続けているわけではありません。何もしないでいると60代を過ぎるころには、毛細血

管はかなり減ります。人によって大きな差があるので、通常「60代過ぎには、かなり減っている」と表現されています。

原因は、飲食物摂取のかたよりや食べ過ぎ、飲み過ぎなどと、睡眠不足が大きいようです。しかし、一般には「加齢による」とされています。

歳をとると食生活が乱れがちになったり、睡眠が浅くなったり、睡眠時間が短くなったりしがちです。

そのため、「加齢により」毛細血管が減る、毛細血管が消失するということは、間違いではないと言えるでしょう。

毛細血管の量は60代、70代で4割も減ってしまう

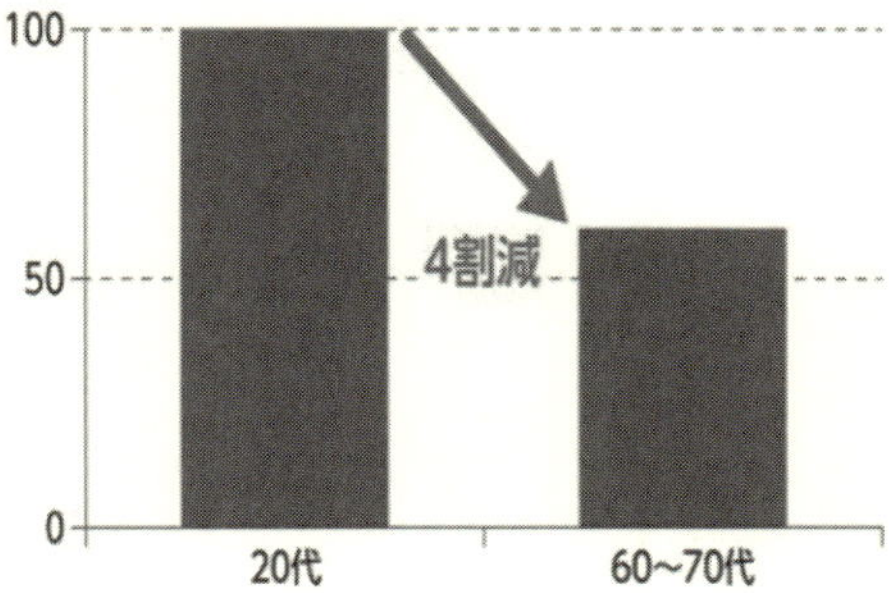

20代の毛細血管の量を100とすると、人によって大きな差があるのですが、60代、70代では通常60くらいに

20代の毛細血管の量を100とすると、60代、70代では平均すると60くらいになります。毛細血管はもともとヒトの体に縦横に緻密に隅々にまで張り巡らされているので、その40%というのは、じつは大変な量です。

そのほかに毛細血管のゴースト化もあります。ゴーストという言葉は、映画ゴーストバスターズですっかりお馴染みになりました。血管のゴースト化、ゴースト血管という言葉は、最近の医療でもよく使われています。

ゴーストバスターズのゴーストは、幽霊という意味ですが、ゴーストには、そのほかに「かすかな痕跡」「かすかな面影」「弱々しい人」「弱体化したもの」などの意味もあり、ゴースト血管は、「弱々しい」「弱体化した」という意味のほうです。

ゴースト血管と聞くと、ヨボヨボのお爺さんを思い浮かべるかもしれませんが、20代から30代であっても、血管のゴースト化が見られる人もいます。他方、ご高齢の方

でも、元気で健康な毛細血管を維持している人もおられます。

ということは、やはり「加齢により」と、加齢を直接の原因と考えない方がいいでしょう。

さらに、ゴースト血管は、高血圧、認知症、骨粗鬆症、脳梗塞など、さまざまな病気と関係していることが分かってきています。

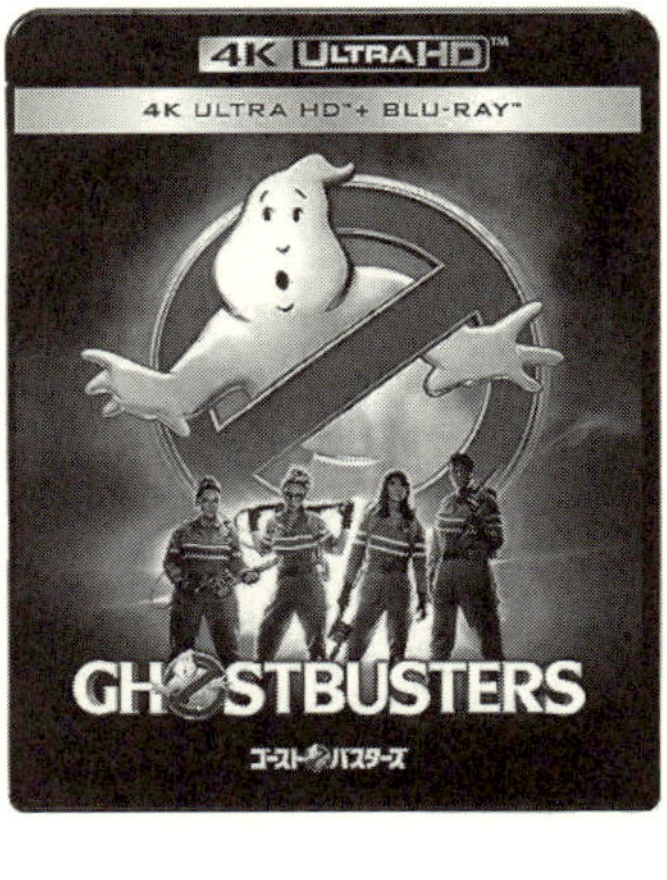

ゴースト血管の可能性が高い、ゴースト血管になっているヒトの症状

ゴースト血管の可能性が高い方、ゴースト血管である方には、以下のような症状が出てきます。

これは東洋医学の〝瘀血〟〝血虚〟の症状とほとんど同じです。

手足・足先が冷えやすい（末端冷え性）
耳鳴りがする
めまいがする
慢性頭痛・腰痛・肩こりがある
便秘
胃の調子が悪い
足のむくみ
爪が割れやすい
アザができやすい
血糖値やコレステロール値が高い傾向
イライラしたり、やる気が起きないことがある
シミ・シワが増えた

13 毛細血管がゴースト化し　ついには消えていく

肌が乾燥する
クマが増えた
顔などにくすみが
髪の毛が抜けやすい
白髪の量が増える

これらのことに当てはまる数が多いほど、ゴースト血管になりつつある、ゴースト血管である可能性が高いということになります。

さらに、体の動きが少ない部位に大動脈硬化をよく認めます。

第一は、胸骨下にある大動脈弓です。肩回し運動は、大動脈弓、心臓の運動になります。

第二に、お臍の少し下にある丹田あたりの大動脈から両足に分かれる部位です。足蹴り運動は、お臍のあたりの大動脈の運動になります。

骨粗鬆症対策にもなるゴースト血管の甦生

毛細血管が骨に栄養素を運ぶからだけではない

骨粗鬆症とは、体内のカルシウムが減少することにより、骨の量が減ってしまい、骨が衰弱し、骨折の可能性が高くなる症状です。

骨粗鬆症になると、背骨、手首、肩、太ももの付け根などが、実際に骨折しやすくなります。

ここまでのことはよく知られていますが、ゴースト血管になると、骨粗鬆症になる危険性が高まります。

骨に栄養素を運ぶ毛細血管がゴースト化するので当然、ということですが、それだけではありません。毛細血管には、次の5つの役割があり、その役割を果たす能力があります。

1　よく知られているとおり酸素を届け、二酸化炭素を回収

呼吸によって吸い込まれた空気は肺に送られ、肺で酸素と二酸化炭素のガス交換が行われるのですが、これを行っている主役は毛細血管です。酸素は、毛細血管から血液中に取り込まれます。その酸素を赤血球に含まれているヘモグロビンが運びます。心臓から全身に向かう動脈の血液は、あざやかな赤色です。これは、酸素を多く運んでいるヘモグロビンの色です。心臓から全身に向かう動脈の血液は、酸素を多く含んでいるのであざやかな赤色です。

他方、全身の細胞内では、ミトコンドリアが内呼吸をしていて（肺で行っている呼吸は外呼吸）、ミトコンドリアもエネルギーを産出し、その過程で二酸化炭素を出します。

そこで、細胞が出している二酸化炭素と、血液のなかに含まれている酸素との間でも、ガス交換が行われます。

そのもう一つのガス交換を行う現場こそが、全身に張りめぐらされた毛細血管です。全身の毛細血管では、ヘモグロビンが運んだ酸素と、細胞の二酸化炭素のガス交換が行われ、大きな静脈を通って血液は心臓に戻っていくのですが、そのときの血液は二酸化炭素が多くなっているため、黒ずんで赤黒くなっています。

2 「栄養素を届け、老廃物を回収」もしています

私たちが食べたものは、そのままでは吸収されず、まずは消化管で細かい栄養素に分解されます。その細かく分解された栄養素は、胃腸の粘膜の毛細血管から血液中に取り込まれ、全身に運ばれます。

毛細血管から血液中に取り込まれた栄養素は、血管を通って全身に運ばれ、全身の

細胞の周囲にめぐらされた毛細血管を介して、細胞へと届けられます。

同時に、ミトコンドリアがエネルギーをつくる過程で排出した二酸化炭素を含む老廃物は、毛細血管を介して血液中に回収されます。

血液中に回収された老廃物は、肝臓や腎臓の毛細血管から肝臓や腎臓に運ばれ、肝臓や腎臓で濾過され、尿や便になります。

栄養素を届け、老廃物を回収するに際しても、毛細血管が大活躍をしています。

3　免疫物質を「派遣」し、毛細血管自らも感染部位を守る成分を分泌

血液は、白血球（リンパ球）も運んでいます。白血球（リンパ球）は、病原菌などの外敵の侵入を防いでいる免疫細胞です。その免疫細胞を含む血液を全身の細胞に送り届ける最後の工程を担っているのは毛細血管です。

毛細血管は、免疫細胞を、感染した部位など必要な場所に派遣し、ウィルスや細菌

と闘わせているのです。

単に血液を全身の細胞に送り届けるだけではなく、感染している部位など、必要な場所に、毛細血管が免疫細胞を「派遣」しているとも言える働きをしています。

そのうえさらに毛細血管の内皮細胞からも感染部位の敵と戦い、感染部位を守る成分が分泌され、免疫細胞を助けています。

4 必要なホルモンを必要な部位に「派遣」します

各種ホルモンは、必要とされている場所に、必要な量が、まずは血液に乗って運ばれます。必要とされている場所のすぐそばまでくると、毛細血管を介して届けられます。

そのようにホルモンをうまく運び、届けるための情報を伝達する役割も、毛細血管がおもに担っています。

毛細血管は全身に網の目のように張りめぐらされていて、全身にくまなく張りめぐらされた通信網でもあるので、そのようなことができるわけです。

5 体温調節

体温が一定に保たれているのも、毛細血管のおかげです。気温が高くなったり、運動をしたりして体温が上がると、皮膚に近いところの毛細血管が拡張します。そうして、血流をよくすることによって皮膚の表面温度を上げ、体温を下げます。

血流がよくなると、毛穴や汗腺が開いて汗をかきやすくなります。汗をかけば、皮膚から熱が放出され、体温が下がります。体内に熱がこもらなくなることも大切です。

逆に、体が冷えたときは、皮膚に近いところの毛細血管が締まり、皮膚表面の血液の流れを少なくします。

そのことによって、皮膚表面の温度を低くし、体内の熱が放出されにくくします。

最近の私の取り組み

脳ＭＲＩを撮り、脳血管、心血管、腎血管、肺血管、網膜血管など、「超毛細血管」を治療するスーパー血管治療薬が、すでに誕生し、私も処方しています。

一日一回少量の内服で、血管に健康をもたらすサイクリックＡＭＰ、サイクリックＧＭＰの作用が高まり、これまでの「つけ」が、みるみる改善していくのが嬉しいです。

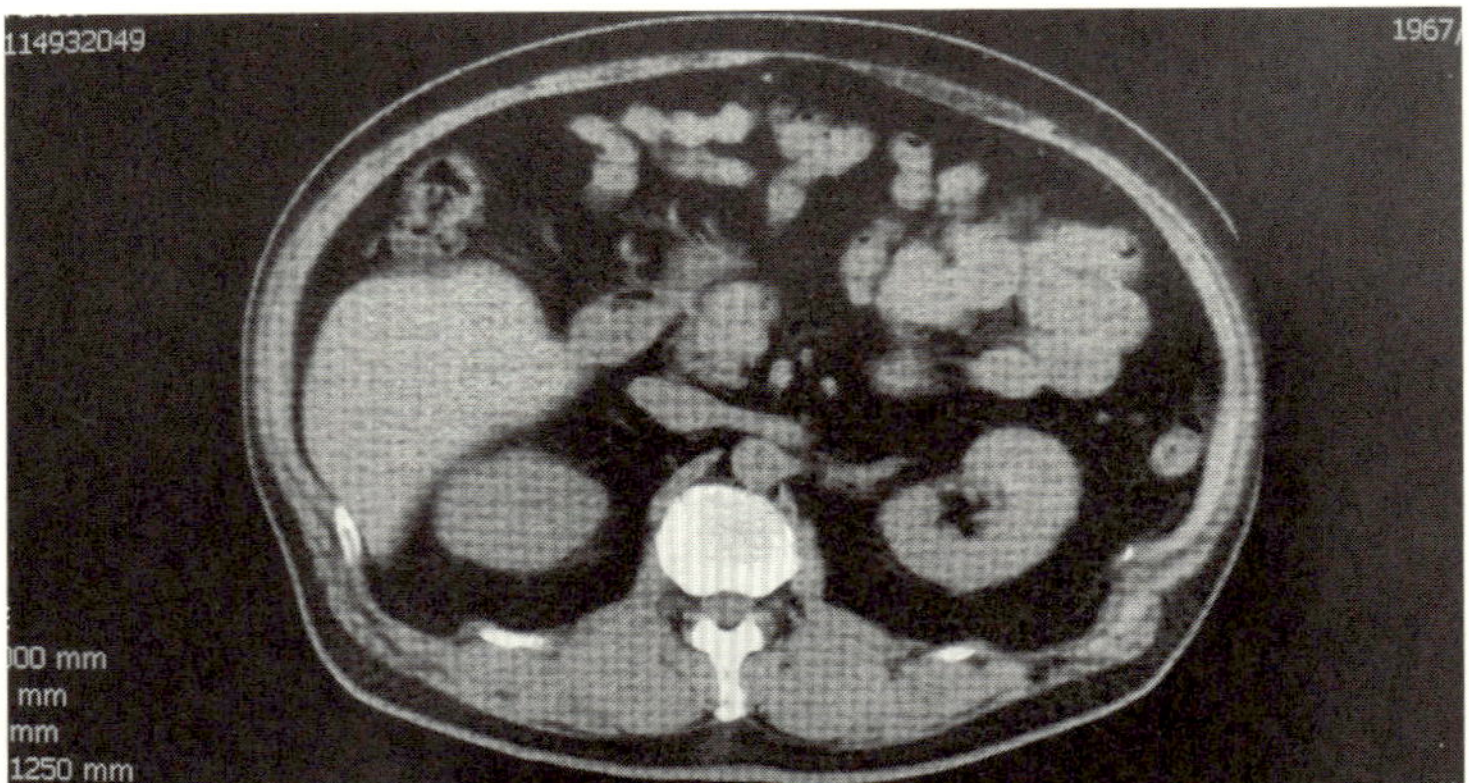

これらは同じ肥満者の写真です。
脂肪によって腎臓が萎縮し始めています。

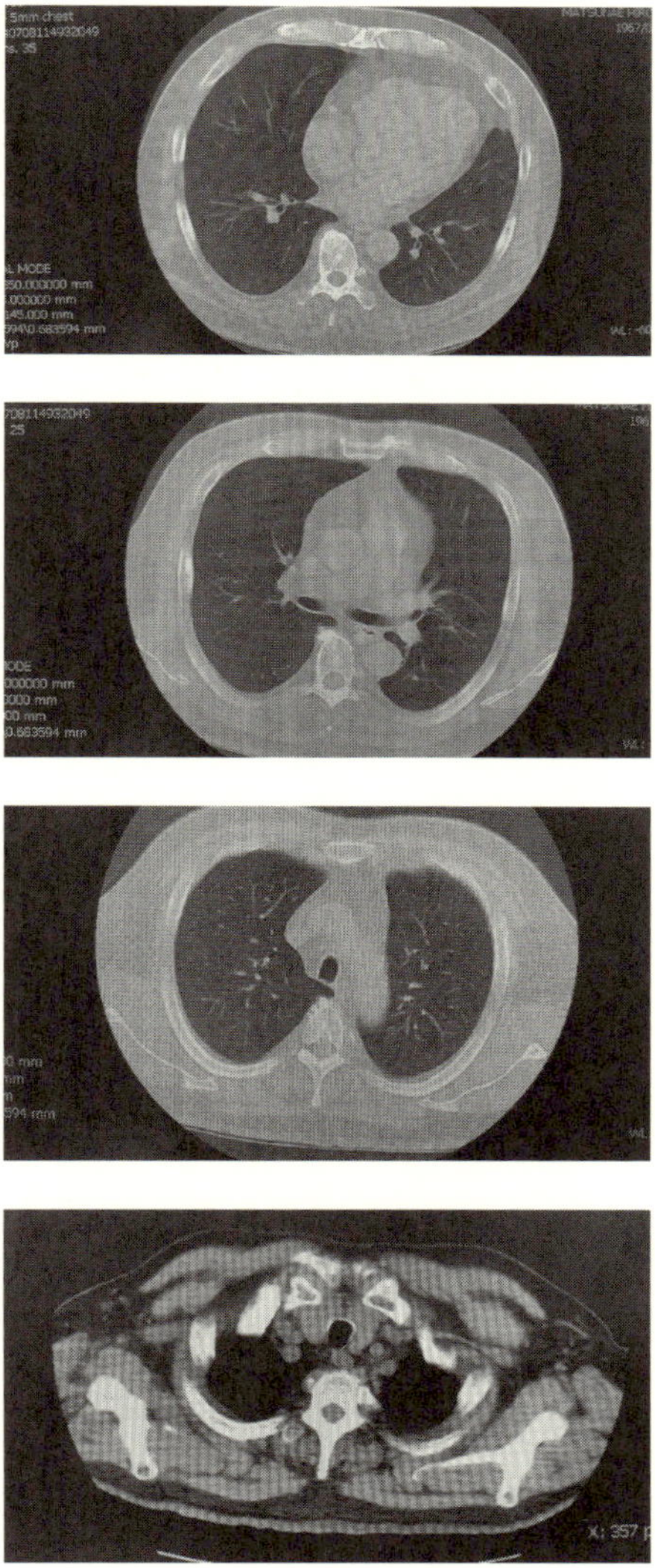

甲状腺が腫れてしまって、気管が円形ではなくなりました。縦長になってきています。

臨床検査をしていると、膵臓が悪化している人の多くは、腎臓の数値、心臓の細胞負荷の数値も、ほとんど同時に悪くなる傾向にあります。

心臓と腎臓が同時に悪化する傾向にあることは知られていますが、膵臓も同時に悪化するのはなぜかと考えて、食事だということに気づきました。

揚げ物、甘いもの、しょっぱいもの、お酒類が、膵臓を悪化させることも知られていますが、同時に腎臓、心臓も悪化させているということであったのです。

腎臓、心臓、膵臓が悪い人を治療をしてよくなったときには、腎臓、心臓、膵臓が同時によくなっていることが多いのも、嬉しいかぎりです。

漬物が好きな人は、塩が多いので控えていただきたいと思います。でなければそのうち体につけが回ってきます。

詳細に診ると、膵臓が悪くなってから、腎臓、心臓が続いて悪くなっていくケースが臨床上多いのです。

本書の袖の書は、次のような意味です。

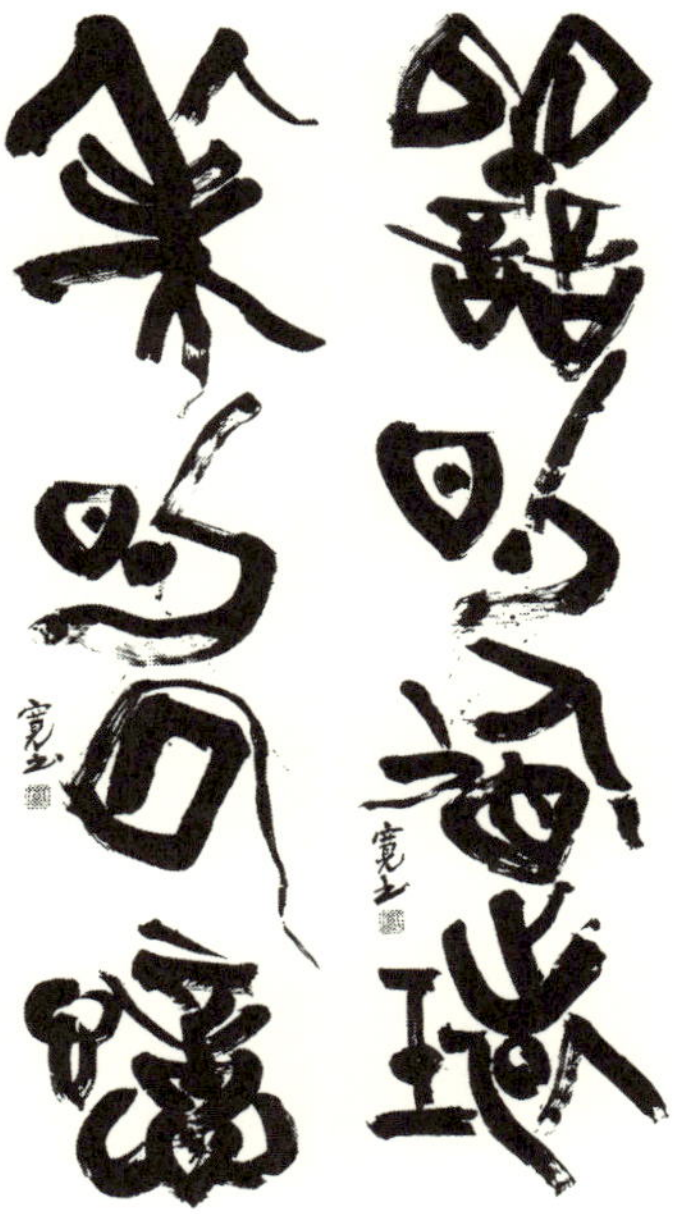

美的回憶

善的循環

過ぎ去った美しき思い出が
よい状態を生み
それがまたよい結果を生んで
好ましい関係が繰り返される

周東寛全著作　共著、監修のみも含まれています

1　腰痛・肩こりは寝る姿勢が原因だった―健康な背骨をつくる整体マットの驚くべき効果　周東 寛 著（史輝出版）
2　院長の気がかり―全人的医療による癌・アレルギー・成人病の予防医学　周東 寛 著（史輝出版）
3　医学博士・周東寛先生のダイエット講座―安全で確実に美しくダイエット　周東 寛 著（史輝出版）
4　ガンに克つ8つの知恵―東洋医学と西洋医学を併合した全人的療法のすべて　周東 寛 著（史輝出版）
5　東洋医学と西洋医学を併用したアトピー最新治療Q&A　周東 寛 著（史輝出版）
6　生活環境病―全人的医療を唱え続けてきたドクター周東の警鐘　周東 寛 著（史輝出版）
7　野草酵素健康法―効果的に酵素を取り入れ、生活習慣病・生活環境病を克服する　近藤 堯 著（史輝出版）
8　続・生活環境病―予防と対策（健康ブックス）　周東 寛 著（史輝出版）
9　末期ガン その失意からの生還―アガリクスとケフィア乳酸菌の相乗作用！　周東 寛 著（現代書林）
10　これを知れば呼吸器の診断が楽になる　周東 寛 著（医療法人健身会）
11　アトピーは腸から攻めろ！―5人の医師と免疫学の権威がすすめる『新型乳酸菌』（EF-621K菌）の驚異的パワー　藤沼 秀光 著（メタモル出版）
12　ドクター周東のガン代替療法―ガン その失意からの生還　周東 寛 著（現代書林）
13　「飽食病」と「体さび病」の知的健康革命　周東 寛 著（白順社）
14　Dr.周東の生活環境病―その実態と対策　周東 寛 著（健身会南越谷健身会クリニック）
15　「演歌療法」で若返る―医者がすすめる「健康カラオケ」マル秘テクニック！　周東 寛 著（コスモトゥーワン）
16　発症予防医学のすすめ―生活習慣病にならない生活法　周東 寛 著（本の泉社）
17　内臓脂肪症候群（メタボリックシンドローム）からの脱出―Dr.周東の岩盤温浴・食事療法のすすめ　周東 寛 著（本の泉社）
18　病気にならない食事法　周東 寛 著（講談社）
19　C型肝炎ウイルスを腸の力で包囲せよ⁉ 3人の医師が提唱する腸管免疫活性化療法？　北 廣美 著（メタモル出版）
20　酸素力―酸素は最良のクスリ！　周東 寛 著（知玄舎）
21　生活習慣病・ガンの予防の処方箋　周東 寛 著（野村出版）
22　石（ミネラル）の力―微量元素に秘められた治癒力の驚異！　周東 寛 著（知玄舎）

23　糖尿病―発症予防と脱却の処方箋 Dr．周東からあなたへ　周東 寛 著（アイシーアイ出版）
24　C型肝炎と乳酸菌　北 廣美 著（メタモル出版）
25　糖尿病・高血圧・脂肪太りぜんぶよくなるタマネギBOOK）（『はつらつ元気』特選ムック）（芸文社）
26　肺気腫と慢性気管支炎が合体したようなCOPDは肺構造破壊病―健康カラオケ　周東 寛 著（アイシーアイ出版）
27　自然の恵みで免疫力アップ ―ドクター周東とカイチュウ博士が教えるプロポリスの最新情報　藤田 紘一郎 著（現代書林）
28　タマネギで糖尿病を治す本　周東 寛 著（芸文社）
29　肺気腫と慢性気管支炎が合体したようなCOPDは肺構造破壊病―健康カラオケ　周東 寛 著（アイシーアイ出版）
30　糖尿病治療革命―緊急出版！「治る」時代の開幕　周東 寛 著（アイシーアイ出版）
31　体さび病―Dr．周東のさび抜き健康講座　周東 寛 著（白順社）
32　周東茂自叙伝『絆』　周東 茂 著（医療法人健身会）
33　がんを倒す勝利の方程式 それは腸免疫力で決まる！（一歩先の医学）　山﨑正利 著（東邦出版）
34　医者がすすめる「演歌療法」改訂版―最前線で実証！健康長寿になる「歌い方」　周東 寛 著（コスモトゥーワン）
35　「筋肉の代謝力」が老化を防ぐ―五〇歳を過ぎたら、男女とも筋肉量増を　周東 寛 著（アイシーアイ出版）
36　周東茂とその妻初枝自叙伝『絆』　周東 茂 著（医療法人健身会）
37　60歳からはじめる寝たきりにならない超簡単筋力づくり　周東 寛 著（コスモトゥーワン）
38　Dr．周東が語る平成「養生訓」―「病気になりにくい体質」をつくる近代医療の最先端　周東 寛 著（アイシーアイ出版）
39　Dr．周東が語る養生力85のポイント―健康の主役はサイクリックAMPだ 日本人の死亡原因の1位から3位までを激減させる　周東 寛 著（アイシーアイ出版）
40　病気にならない！ たまねぎ氷健康法　村上祥子 著（アスコム）
41　60歳からはじめる認知症にならない超簡単脳にいいこと　周東 寛 著（コスモトゥーワン）
42　60歳からはじめる健康法 寝たきりにならないテレビ観ながらゴロ寝しながら無理なく筋力づくり　周東 寛 著（コスモトゥーワン）
43　60歳からはじめる認知症にならない超簡単脳にいいこと　周東 寛 著（コスモトゥーワン）
44　医師が教える1日5分の発声法～声を変えると不調は消える　周東 寛 著（WAVE出版）
45　たまねぎ氷 驚異のパワー20倍健康法　村上祥子 著（永岡書店）
46　Dr．周東のたまねぎジャム健康法―病気にならない、ダイエット効果抜群　周東 寛 著（アイシーアイ出版）
47　やせる！血糖値が下がる！「タマネギ」レシピ　周東

寛 著（マキノ出版）
48 医者に頼らずに 100歳まで寝たきりにならないための健康法　周東 寛 著（中経出版）
49 アンチエイジングのこぼれ話　周東 寛 著（アイシーアイ出版）
50 Dr.周東の 糖尿病は治る　周東 寛 著（アイシーアイ出版）
51 つまずく・転ぶで寝たきりにならない体幹筋づくり　周東 寛 著（コスモトゥーワン）
52 自分で治せる！腰痛解消18のメニュー　周東 寛 著（コスモトゥーワン）
53 ヘモグロビンA1cを下げて糖尿病を治すカンタン療法（池田書店）
54 健康に長生きしたければ1日1曲歌いなさい　周東 寛 著（アスコム）
55 わかさ夢ムック⑭「酢タマネギ食養生 強化大全」 周東 寛 著（わかさ出版）
56 楽しく歌うだけで脳がたちまち若返る！（DVD付き） 周東 寛 著（コスモトゥーワン）
57 医師がすすめる！酢タマネギ薬食術（中国語版） 周東 寛・村上祥子 著（大樹林出版（中国版））
58 60歳から始める筋力づくり　体にホントにいいのはどっち？　周東 寛 著（コスモトゥーワン）
59 死ぬまで元気で楽しく食べられる・話せる最強の「お口ケア」 周東 寛 著（コスモトゥーワン）
60 総合診療医として生きる　周東 寛 著（コスモトゥーワン）
61 糖尿病に効く「かんたん体操」 宮本正一 著（洋泉社）
62 「家の光」別冊「淳の野菜を使った健康レシピ」 村上祥子 著（家の光協会）
63 朝1オイルでやせる！健康になる！　周東 寛 著（徳間書店）
64 肺構造破壊病VS健康カラオケ　周東 寛 著（医学舎）
65 健康の真髄　周東 寛 著（コスモトゥーワン）
66 ハイパーサーミア（特殊温熱療法） 周東 寛 著（医学舎）
67 すべてのがんは腸を整えて治す　周東 寛 著（幻冬舎）
68 男性ホルモン療法　周東 寛 著（アイシーアイ出版）
69 新ミトコンドリア実臨床　周東 寛 著（アイシーアイ出版）
70 亜鉛はミトコンドリアの源である　周東 寛 著（アイシーアイ出版）
71 酸素力&ミトコンドリア　周東 寛 著（アイシーアイ出版）
72 老いなき世界へ　周東 寛 著（アイシーアイ出版）
73 老化は治せる病気 6つの若返り実践法　周東 寛 著（コスモトゥーワン）
74 血糖値を自力で下げる秘訣（芸文社）
75 健康長寿時代の新しい鍵　周東 寛 著（アイシーアイ出版）
76 健康生活習慣は四つの健康ホルモン　周東 寛 著（アイシーアイ出版）

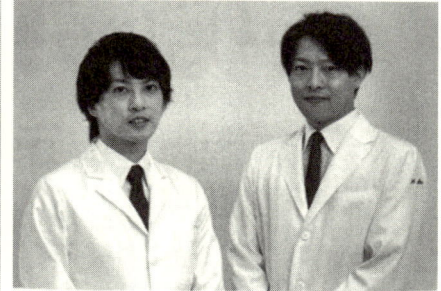

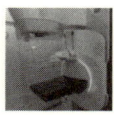

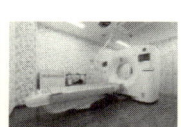

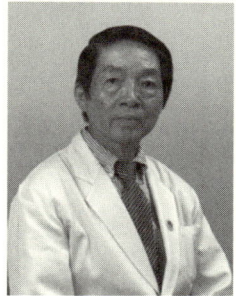

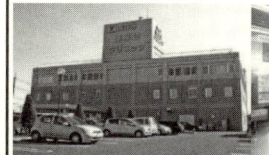

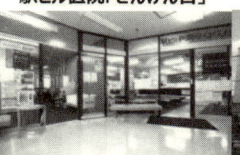

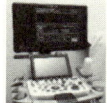

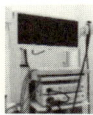

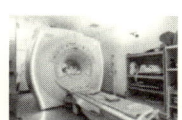

健康生活習慣は「四つの健康ホルモン」
やはり運動と食事が重要だった！！

２０２４年１０月６日　初版第１刷発行
著　者　　周東　寛
発行所　　ＩＣＩ．アイシーアイ出版
東京都豊島区千早３-３４-５
TEL&FAX ０３-３９７２-８８８４
発売所　　星雲社（共同出版社・流通責任出版社）
郵便番号１１２-０００５　東京都文京区水道１-３-３０
TEL ０３-３８６８-３２７５　FAX ０３-３８６８-６５８８
印　刷
製本所　　モリモト印刷

ISBN ９７８－４－４３４－３４８０４－４　Ｃ００４７
定価はカバーに表示してあります。